立つ・歩くことを考えた

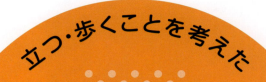

脳性まひ児の
リハビリテーション

― 運動機能獲得へのアプローチ ―

編著 坂根清三郎
　　 湯澤　廣美
　　 山本　智子

へるす出版

巻頭言

　肢体不自由児の療育に携わっているみなさんの日頃の思いには共通な点があると思われます。さまざまな訓練・指導を行っていても，予想したような成果がみられず見通しも立たない，歩けそうで歩けない，お座りをしそうでなかなかできない。そのような子どもたちに対して，訓練が適切ではないのか，あるいは，脳の損傷が大きすぎるからなのかと悩み，結局はその子自身の自然な発達に期待するしかないのかという考えに行き着く…。私が療育施設に勤務して4～5年が経った当時の肢体不自由児の訓練に対する思いは，まさにそのようなものでした。

　本書『立つ・歩くことを考えた脳性まひ児のリハビリテーション』で紹介しているLS-CC松葉杖訓練法（LS-CC法）は，動きや姿勢が整えられない脳性まひ児をはじめとした運動機能障害児との体験や訓練に基づく試行錯誤からできあがったものです。運動機能障害児に，私たちと同じように正常な姿勢を求めても無理なことです。したがって，筋や関節の動きと，姿勢・移動の目標に対して，私たちは「不良パターンにこだわらない」という方針を立て，運動機能障害児の運動発達の可能性を追求してきました。それは当時から，ボイタ（Vojta）法やボバース（Bobath）法が大勢を占め，正常な発達ではあまり重視されない膝立ちが運動発達チェックの目標になったり，「正しい四つ這いができなければ，積極的に立つ・歩く訓練はしない」という考えが中心の中で，マイナーな発想でした。しかし，運動機能障害児の運動機能訓練において，正常な運動・動作の獲得だけを目標にすることは，実態にそぐわないと考えたのです。

　運動機能障害児にかかわるそれぞれの立場の大人が，専門性を発揮することで，子ども本人や家族が支えられている実感をもち，前向きになることができます。前向きな気持ちは，停滞した状態が続いているように感じるときも，ゆるやかな変化や発達を実感できる瞬間につながる原動力となります。

　経験的に実践・検証してきたLS-CC松葉杖訓練法を『立つ・歩くことを考えた脳性まひ児のリハビリテーション』として，本書であらためて紹介することで，この方法が古くて新しい方法として，医療・福祉・教育・保護者をはじめとする関係者間で共有され，重度の運動機能障害児の発達観にも限界をつくらない理念が継承されることを願っています。

　最後に，本書の刊行にあたり，学習会（訓練会）への協力や貴重なご意見，本書への写真・事例の提供など，これまで多くのご支援をいただきましたみなさまに深く感謝申し上げます。

平成29年10月吉日

坂根清三郎

湯澤　廣美

山本　智子

《 著 者 》

坂根清三郎　元東京都立北療育医療センター

湯澤　廣美　元東京都立北療育医療センター

山本　智子　皇學館大學

本書を読むにあたって

　本書は，運動機能障害（まひ）と，運動発達遅滞（知的障害に伴う運動機能遅滞）を改善・進歩させるための教本になればと記した。

　この訓練法を試行錯誤しながら研究していた頃の対象児は，脳性まひ・水頭症・二分脊椎症・てんかん・知的障害などと，これらの合併症が主であった。しかし医学の進歩によって，当時にはなかった疾患や発達不全・症候群が，CT断層撮影やMRI検査・染色体検査などによって明らかにされるようになった。

　これまでに筆者らは，下記の診断をされた子どもたちに運動機能訓練を行い，効果や成果を上げたと考えている。

脳性まひ　【cerebral palsy；CP】

脳室周囲白質軟化症　【periventricular leukomalacia；PVL】

二分脊椎症　【spina bifida；SPINA】

水頭症　【hydrocephalus】

頭蓋骨縫合早期癒合症　【craniosynostosis】

脳梗塞　【cerebral infarction】

各種の脳症・脳炎　【encephalopathy】

先天性大脳白質形成不全症　（ペリツェウス-メルツバッハ病）
　　　　　　　　　　　　　　　【Pelizaeus - Merzbacher disease；PMD】

脳梁形成不全　【agenesis of the corpus callosum；ACC】

小脳形成不全　【cerebellar hypoplasia】

知的障害(精神発達遅滞)　【intellectual disability；ID (mental retardation；MR)】

ダウン症候群　【Down syndrome】

ウエスト症候群　【West syndrome】

ソトス症候群　【Sotos syndrome】

コルネリア・デ・ランゲ症候群　【Cornelia de Lange syndrome；CdLS】

ダンディー - ウォーカー症候群　【Dandy - Walker syndrome；DWS】

運動機能障害と一言で表しても，その中に含まれる疾患や症状はさまざまである。同様に，運動発達遅滞においても原因や症状は異なる。しかし筆者らは，疾患名や症候群名をあげて運動機能訓練の紹介は行っていない。

　本書では，まひに対しては「運動機能障害」で括り，知的障害に伴う運動機能遅滞は「運動発達遅滞」として表した。特定の障害に限らないときは，「運動障害」と表している。また，新生児・乳児・幼児・学童と区分して説明することはせず，特に必要なときを除き「子ども」「子どもたち」と統一して記している。

CONTENTS

第Ⅰ章 子どもの正常発達と運動障害児の特徴　　9

① 新生児の特徴とその発達経過 ………………………………………… 10
② 運動障害児の成長と発達 ……………………………………………… 11

第Ⅱ章 ストレッチの重要性　効果的な運動機能訓練を行うために　　21

① 運動機能訓練を始めるにあたって …………………………………… 22
② ストレッチを行うには ………………………………………………… 23
③ ストレッチの方法 ……………………………………………………… 27
④ 整形外科手術，筋弛緩薬，ボトックス注射 ………………………… 47
〈参考〉 ……………………………………………………………………… 49
　　1. バクロフェン髄腔内投与
　　2. 脳神経外科手術

第Ⅲ章 子どもの発達に沿った運動機能訓練　　51

① 発達の流れをとらえた訓練 …………………………………………… 52
② Ⅰ期：仰臥位→腹臥位→首の座り（頸定）→寝返り→持ち込み坐位 … 52
③ Ⅱ期：持ち込み坐位→肘這い→自力坐位→四つ這い移動
　　　　（尻這い・いざり這いを含む）………………………………… 59
④ Ⅲ期：つかまり立ち→伝い歩き→独歩 ……………………………… 62
⑤ Ⅳ期：応用歩行 ………………………………………………………… 68

立つ・歩くことを考えた 脳性まひ児のリハビリテーション
－ 運動機能獲得へのアプローチ －

第IV章　LS-CC松葉杖訓練法の実際　77

① LS-CC法に必要な道具・装具とその作製 ……… 78
② LS-CC法の開発のきっかけとなった松葉杖訓練 ……… 78
③ LS-CC法の各訓練 (LS, CC, 松葉杖) ……… 81
④ 訓練内容の時間的配分 ……… 102
⑤ LSの長下肢装具の高さと安定板の大きさ ……… 103
⑥ 補装具と道具の考え方 ……… 104
⑦ LS-CC法と手術 ……… 106
⑧ 運動機能障害児の継続した訓練の必要性 ……… 106
⑨ 中途障害児への適応 ……… 107
⑩ 運動発達の土台の育成 ……… 107
⑪ 二次障害を防ぐ ……… 108

第V章　ケース報告　111

障害にまひがあったケース ……… 112
① 痙直型 ……… 112
② アテトーゼ型 ……… 121
③ 失調型 ……… 121
④ 低緊張型 (弛緩型) ……… 123
⑤ 強剛型 ……… 124
⑥ 混合型 ……… 125

CONTENTS

知的障害やまれなケース ··· 126

① 知的障害による運動機能発達遅滞 ········· 126

② 頭蓋骨縫合早期癒合症 ···················· 129

知的障害が主な障害であるケース ··················· 130

第Ⅵ章　学校や家庭での取り組み 　131

① 学校や家庭でしなければならないこと ················ 132

② LS-CC 法のすすめ ······································ 139

③ 特別支援教育とLS-CC 法 ····························· 148

資料1　LS-CC 松葉杖訓練法の歩み 　167

資料2　LS-CC 松葉杖訓練法による指導をして50年 　177

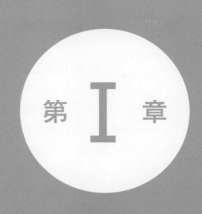

第 I 章

子どもの正常発達と運動障害児の特徴

① 新生児の特徴とその発達経過

　運動障害児の運動機能訓練を行うためには，その特徴と目標を理解しておく必要があり，目標を達成させるためには正常な発達を知っておかなければならない。

1．年齢による身体のちがい

　ヒトの身体は，年齢とともに変化していく。例えば，新生児の身体は，身体全体がつきたてのお餅のように柔らかい。乳幼児の関節はとても可動域が広く，筋力が乏しいため不安定である。靱帯も強固ではない。成長過程にある子どもの骨はとても柔らかで，柳の枝のようである。

　骨の先端と末端には身体の成長に対応する成長軟骨があり，成長が止まるとなくなる。成長が止まった骨は硬くなり，加齢とともに今度はもろくなっていく。

　筋も，成長期にはそれほど強い力を出すことができない。なぜなら，筋が強い力を出せば，柔らかな骨が筋の力によって変形してしまうからである。そして，成長が止まると筋は強い力を出せるようになる。しかし，年をとると，筋力も徐々に弱くなっていく。これは，加齢に伴って骨がもろくなっていくためで，それに応じた変化であるといえる。

　ヒトは，このような身体の仕組みをもち，乳幼児期からその動かし方を学びながら育っていく。しかし，運動障害があると，身体の動かし方を学ぶことが難しい。

2．身体はこうして動く；骨格筋を中心に身体はどのように動いているのか

　身体が自由に動かせると，ふだんの姿勢や動作に対して，「どのように身体は動くのか」と考えることはない。しかし，運動障害児にとっては，「どのようにしたらうまく身体を動かすことができるか」ということが訓練目標となる。ここでは，骨格筋を中心に身体はどのように動いているのかを考える。

　ヒトの身体は，骨，骨と骨を結ぶ関節，関節を動かす骨格筋の共同作業により姿勢を保ち，運動・動作を行っている。特に上肢や下肢の筋は，関節を挟んで骨と骨を結んでおり，その筋の収縮と弛緩が行われることによって複雑で多彩な運動が可能となる。

　骨格筋は，自分の意思によって縮めたり伸ばしたり動かすことが可能なので，随意筋（横紋筋）と呼ばれる。一方，意思によるコントロールができず，自律神経やホルモンによって動かされる不随意筋は平滑筋や心筋である。では，いくつかの方法で身体の動きを確かめてみよう。

【身体の動きを確かめてみよう】

　まずは，右手に軽めのおもりを持って椅子に座り，身体に沿わせて腕を下ろす。その姿勢から右の肘を曲げてみよう。意識して肘を曲げるこの動作では，肘を曲げる肘屈筋群（腕を曲げるときに使用する上腕二頭筋など）が作用する。肘屈筋群が作用するとき，筋を縮めて肘を曲げているので，そのときには肘を伸ばすときに作用する伸筋が適度に伸びている。

今度は，曲げた肘をゆっくりと伸ばしてみよう。先ほど，肘を曲げる際に，重力に逆らいおもりを持ち上げたので，肘屈筋群の力を徐々に抜くことによって，ゆっくりと肘は伸びていく。肘が伸びるときに肘の伸筋は適度に縮んでいく。

次に，床に仰向けに寝て（仰臥位），両腕の力を抜いて身体に沿わせる。そのとき手掌を天井に向け，先ほどと同じようにおもりを右手に持つ。その姿勢から右の肘を曲げてみよう。肘の曲がりが，ある角度を過ぎると肘屈筋群の作用で曲げるのではなく，肘の伸筋が徐々に緩んで肘を曲げていることがわかる。

今度は，曲げた肘を徐々に伸ばしてみよう。まず肘の伸筋が作用し，ある角度を過ぎると重力によって肘が伸ばされていく。重力が影響しはじめると，肘の伸筋の働きは不要で，伸ばす速度に対応して肘屈筋群が緩められる必要がある。

つまり，「拮抗筋」と呼ばれている，肘屈筋群と伸筋の2つの筋は相反する動きを行う関係にある。拮抗筋は，互いに動きが滑らかになるように伸び縮みする。肘の曲げ伸ばしを行うとき，椅子での姿勢と仰向けに寝た姿勢で試したように肘が重力とどのような関係になっているかによって，それぞれの筋が巧みに対応している。姿勢が異なると，動きに対して作用する筋やその作用が異なることが理解できる。

立位や歩行・手作業での筋と関節の動きも理解しよう。日頃の生活のなかで，階段を上っているとき，もう一段あると思っていて足を出したところ，すでに階段は終わっていて，バランスを崩して倒れそうになったことはないだろうか。階段を下りるときにも，もう下り終えたと思ったら，まだ一段残っていたという場合も同様にバランスを崩してしまう。また，ドアの開閉時，ドアの重さの予測が実際の重さとずれた場合，バランスを崩してしまうこともある。このようなことは，その動作を起こした関節間や拮抗筋間で，意識と実際の作業に誤差が生じたために起こる。

筋のはたらきによって関節は動かされている。つまり，筋の伸び縮みが滑らかでないと，関節の動きがギクシャクする。身体の関節の動きが1カ所悪くなるだけで，滑らかな身体の動きが制限される例は，スキー靴をはいたときの歩行を考えるとわかりやすい。スキー靴は，足関節が自由に動かないようになっている。特に階段を下りるときには，逆向きで下りるほうがスムーズに感じるくらい動きが不自由になる。そして私たちは常に重力に対して，そのバランスを保つことも求められている。つまり，私たちが身体を自由に動かすためには，骨と筋の関係に加えて，重力とうまくつき合っていく必要がある。

② 運動障害児の成長と発達

運動機能訓練を行う際，運動機能障害と運動発達遅滞の基本的な違いについて理解しておかなければならない。

運動機能障害児は，自らの意思で身体を動かそうとしても，まひによって身体を動かすことができなかったり，できにくい。運動発達遅滞児は，知的障害により自らの意思で身体を動かそうとすることが少なく，好きな姿勢や体位にこだわる傾向が強い。

1. 運動機能障害の特徴

運動機能障害の半数を占める脳性まひは，分娩周辺期になんらかの原因によって脳損傷を起こし，主として運動機能障害の特徴をもつ非進行性の病変の総称であるといえる。

脳性まひをはじめとするまひは，痙直型，アテトーゼ型，失調型，低緊張型（弛緩型），強剛型，混合型に分けられる。

1）痙直型（spastic type）

痙直型では，筋を急激に伸長させると反射性収縮（深部腱反射）が起こる。それが反復すること（深部腱反射の亢進）をクローヌスと呼んでいる。クローヌスが現れる筋を「痙性筋」と呼ぶ。クローヌスの代表は，下腿三頭筋にみられる「アンクルクローヌス」である。そのほかに，関節を屈伸させる際に，折りたたみナイフ現象がみられる。

クローヌスが現れる痙性筋は伸ばされることを拒むので，関節が滑らかに動かない。痙性筋はほかの筋に比べ成長率が悪いと考えられている。新生児や乳児が非常に弱い筋力で身体を動かしていることを考えれば，運動機能障害児が痙性筋の影響を大きく受けると，思うような動きができないことが容易に想像できる。

筋には，1つの関節を動かす単関節筋と，2つの関節を動かす二関節筋とがあるが，二関節筋が痙性筋であれば，2つの関節が影響を受け，より動きが悪くなる。

痙直型では，痙性筋が伸ばされることを拒否することによって，最終伸展，最終屈曲が不可能な関節になっていく。自分で動かせる範囲が限定されていくことは，痙性筋に引きつけられる方向で，動きの悪い関節になっていくことである。その結果，成長するにしたがい拘縮を起こすことが多い。

痙性筋の分布によって，単まひ，片まひ，両側性片まひ，対（両）まひ，四肢まひなどに分類されている。

①単まひ（monoplegia）

　四肢のなかで一側上肢，あるいは一側下肢のみに起こる。

②片まひ（hemiplegia）

　四肢のなかで片側上下肢に起こる。

③両側性片まひ（double-hemiplegia）

　片まひが両側にあり，左右差がある。脳卒中の再発などで多くみられる。

④対（両）まひ（paraplegia）

　上肢より下肢にまひが強く現れる。

⑤両まひ（diplegia）

　対まひと同様なまひであるが，脳性まひの場合にこのように呼ばれる。

⑥四肢まひ（quadriplegia or tetraplegia）

　上下肢ともにまひが現れる。このタイプが運動機能障害児の中で最も多くみられる。

2）アテトーゼ型（athetotic type or athetosis type）

　アテトーゼ型では，拮抗筋の調節・協調・コントロールが障害されるために，意のままに身体を動かすことができない。例えば，肘を曲げる動作で，肘屈筋群が収縮して肘を曲げはじめても，徐々に緩まなければならない拮抗筋である肘伸筋が突如縮み，肘を伸ばしてしまう。この動きは，本人の意思ではどうすることもできない。喜怒哀楽などの感情や環境の変化に影響を受けやすい傾向も強い。

　この型にはほかに，緊張性アテトーゼ型があり，アテトーゼ型とは区別している。これは，屈筋と伸筋の同時収縮により，関節を曲げることも伸ばすこともできなくなることが特徴である。

　アテトーゼ型での関節の動きの悪さは，緊張のないアテトーゼ型と緊張のある緊張性アテトーゼ型では異なる。

　緊張のないアテトーゼ型では，不随意運動の出ない範囲での運動を自ら訓練したり，不随意運動が出ないように，身体のある部分をロックした姿勢を覚えたりすることがある。その結果，関節の動きは制限を受けることになる。不随意運動が多く現れるのは，顔面・上下肢・手指であるといわれる。

　緊張性アテトーゼ型では，緊張性の筋収縮が頻繁に起こることによる関節の動きの悪さに加えて，緊張している筋の痛みを訴えるようになる。痛みが続くようであれば，痛みにより筋緊張が高まり，さらに痛みを訴えるという悪循環になるので，痛みを取り除くよう主治医に相談することが優先される。

　言語障害（まひ性構音障害）を伴う場合が多い。しかし，アテトーゼ型は新生児黄疸や低出生体重児に対する新生児医学の進歩によって少なくなっているように感じられる。

3）失調型（ataxic type）

　失調型は，協調運動および平衡機能の障害で，バランスのとれた姿勢保持や運動ができにくい。全身の筋に振戦様運動があり，特に上肢に目立つ。ほかに眼球振盪があり，発声にも特徴がある。このタイプは総じて多くない。

4）低緊張型・弛緩型（atonic type・flaccid type）

　運動性に乏しく，筋が柔らかく，低緊張状態である。

5）強剛型（rigidity type）

　強剛型は，関節の屈曲・伸展などに抵抗があり，他動的に関節を動かすと鉛管を曲げ伸ばしするように感じたり（鉛管様強剛，鉛管様固縮），歯車の動きのように感じたりする。そのため，関節可動域が狭まる傾向が強く，障害も重度・重症傾向である。

　動作が緩慢に見えるこのタイプは，新生児医学の進歩によって最近の脳性まひではほとんどみられないが，脳症や脳炎の後遺症でみられることがある。

6）混合型（mixed type）

多くは痙直型とアテトーゼ型の混在した運動障害を指すが，痙直型と失調型との混在もある。どのような混合型でも，混在する障害の型の特徴を理解したうえで，適宜対応しなければならない。

2．運動発達遅滞の特徴

知的障害の原因は明らかでないが，てんかん，脳炎や脳症，染色体異常，そのほかはさまざまな疾患の合併症としてみることが多くなってきている。

運動発達遅滞は運動機能障害と比べ，身体のバランス保持においては比較にならないほど安定している。したがって運動能力を高めるためには，乳児期から幼児期にかけて発達する過程を，順を追って訓練させることが大切となる。

1）運動機能障害の重症度

日常生活動作（activities of daily living；ADL：食事，衣服の着脱，移動など）のすべてを考慮して分類するのは非常に難しい。ここでは，姿勢および移動能力で分類する。

①寝返り不可能
②寝返り，腹這い移動可能，持ち込み坐位10数秒可能
③自力坐位可能
④尻這い（いざり這い）・四つ這い（正しい四つ這いでなくてもよい）移動可能
⑤坐位可能で安定・良好，四つ這い可能，つかまり立ち可能
⑥伝い歩き可能
⑦独歩可能

2）知的障害の重症度

知的障害は，知的機能が全般的に平均よりも低く，環境に適応することが困難な状態を指しているといわれる。日常生活においては，なんらかの援助や介助が必要となる。

重度の知的障害では，乳幼児期に首の座りが遅い・お座りをしないなどの運動障害からわかることもある。反面，学校に入学して，集団生活に適応できないために問題行動が目立ち，初めて知的障害に気づくこともある。

評価の基準として，以下のような目安がある。

ボーダーライン：IQ 85～70
軽度：IQ 70～50
中度：IQ 50～35
重度：IQ 35～20
最重度：IQ 20未満

しかし，筆者らが訓練でかかわる子どもたちは運動機能障害と運動発達遅滞を合併していることも多く，障害の程度を軽度・重度と分けることが難しくなっている。

3. 運動障害児とかかわる際の考え方

1) 生活リズムを整える身体づくり

運動障害児においては，新生児期から乳幼児期のかかわりは難しい。関係性が構築できていても，日によって，眠ってしまう，泣いてしまう，体調がすぐれないなどといった状態に出合うことがよくある。専門的に指導する限られた時間を生かすには，ふだんから生活リズムを整え，体力の向上をはかることが必要になってくる。

新生児は，昼と夜の区別なく，一日の2/3程度眠っている。眠っている間は成長ホルモンが分泌され，身体の成長を促しているので，熟睡できる環境を整えることは大切である。生後3カ月頃になるとようやく，約半日眠ればあとの半日は起きているようになる。そして，生後4カ月頃には，体内時計が働き，夜にまとめて眠れるようになり，昼と夜の区別がついてくる。これで，ほとんどの子どもは生活リズムが整うが，なかには2歳になっても昼夜が逆転したり，体調が安定せず生活リズムが整わない子どもたちもいる。このような場合，家族の負担は大きくなる。

生活リズムは，体内時計でつくられるが，人間の体内時計は一日25時間であるため，朝，太陽の光を浴びることで一日24時間にリセットされるといわれている。

乳幼児期は，大人が子どもに必要な環境を整えることが大切である。夜の就寝時間を早くし，部屋を眠れる環境にする（部屋を暗くして音を消したり，室温や湿度，寝具を整える）ことが必要である。日課を決めて，規則正しく過ごすことが，体内時計を正しく保つ要因の一つになる。外国旅行での時差ぼけをイメージするとわかりやすい。

社会の変化に伴う生活時間の多様化は現在，各個人にかなり影響している。親となったときに自分の生活感覚は，子どもを育てるために十分であるかどうか，各自が問い直す必要があるだろう。

また，日課の中では，休息と活動にめりはりをつけるのがよい。日中には，身体を動かすことが大切である。ヒトには，肉体疲労を休息（睡眠）で回復させるメカニズムが備わっている。よく動くことで食欲も増し，よく眠り，健康な身体をつくることができる。これに関連して知っておきたいことは，精神活動の疲労をそのまま回復させることはできないということである。この改善のためには，生活の中に運動を取り入れ，肉体疲労を休息（睡眠）で回復させるメカニズムを利用するしかない。

一日1万歩を目標に歩いたり，積極的に家事労働を行ったり，ジョギングをしたり，スポーツジムなどに通って運動する時間を確保することは，現代社会で健康を維持するために不可欠になってきている。子どもも同じである。日中に十分活動し，適度に疲れることによって，ストレスなどの疲労も夜の深い睡眠で解消され，生活リズムが整うのである。この熟睡時には，成長と身体の修復に関与するホルモンが最も活発に分泌される。つまり，深いノンレム睡眠がとれないと成長ホルモンの分

泌が低下する。「睡眠不足は肌が荒れる」といわれるが，これも成長ホルモンが身体の修復に重要な作用をすることを考えると説明がつく。一日の日課が決まり，安定して過ごせることで身体がつくられる。昔からいわれている「寝る子は育つ」は，医学的にも正しいのである。

　では，生活リズムが整っていない子どもに対して，どのようにかかわっていけばよいだろうか。このような子どもたちでも，眠っていないなりに，食べていないなりに少しは活動ができるので，徐々に活動の時間や量を増やすことにより，身体を疲れさせ，睡眠で回復させるように関連づける。根気がいることだが，そうすると食欲も増し，生活リズムの安定につながっていく。このようにして，子どもが体力をつけていけるように保護者と連携して対応していきたい。

2）運動機能訓練における子どもの泣きと内言語

　言葉や表情，身振りなど，自分の感情を伝える手段をもっている子どもの気持ちを理解することは比較的容易であるが，ほとんど反応のない子どもの感情を理解することは難しい。しかし，運動機能訓練において，子どもの気持ちを理解して実施することはとても大切である。子どもは，大人とのやりとりから多くのことを学ぶ。子どもに表出言語がないからといって，言葉を理解していないと判断することは間違いである。どの子どもも私たちと同じように内言語*をもち，その子なりにその場の状況を理解し，雰囲気を感じとっている。不用意な発言や軽はずみな対応，ネガティブなかかわりは，厳に慎まなければならない。

【泣く子どもの原因の捉え方】

　子どもは泣くことによって意思を伝えようとしている。したがって，子どもが泣いているときには，なぜ泣いているのかを理解しなければならない。運動機能訓練において子どもが泣く場合，以下の理由が考えられる。

---

①手足に異常な筋緊張や痙性に伴う拘縮があるのに，無理な動きをさせられて痛い

②初めての訓練（過去に経験したことのない姿勢など）に対する怖さ（不安）

③潜在的に受け入れられない姿勢にさせられることに対する拒否

④人見知りや場所見知りによる拒否

⑤その他，子どもなりの理由

---

　①では，その子どもにとって強い力でストレッチなどを行っていないか，大人の対応を検討する必要がある。また，緊張性迷路反射（tonic labyrinthine reflex；TLR，第Ⅲ章・p53参照）や病的筋緊張が原因で，屈曲していたり伸展している四肢を強い力で曲げ伸ばししてはならない。子どもに不安や痛みを与えることになる。

　②は，そのときの状況から，泣く理由が把握しやすい。介助坐位（大人に体重を預けさせる坐位）から一人で坐位保持ができるようにしようとする場合など，重心の位置を修正する訓練をしようとした場合によくみられる。子どもの反応が変化するので気づきやすいが，はっきりとしない場合もあるので，子どもが恐怖心を抱いていないかどうかを念頭におきながら訓練する必要がある。

---

*：社会の中で育つ子どもは，さまざまな状況で耳にする言葉を認知し，理解していく。言葉を理解する内言語が育つことにより，話し言葉などの外言語が表出される

③では，病状や障害の状況から，仰臥位中心の生活をしてきた子どもに腹臥位をさせようとする場合や，髄液検査を何回も受けた経験のある子どもが側臥位をとらされそうになった場合などにみられる。

④では，人見知りについてはもちろん，場所にも同様の傾向がみられることも念頭においておく。

⑤ではさまざまな場合がある。手を握り込んでいる子どもは爪が伸びたままになっていることが多く，負荷がかかると爪が手掌にくい込み，痛くて泣く。立位をとらせようとした場合，ふだん機能的に使えていない足指同士が重なり合ってしまい痛みや違和感を感じて泣く。鼻チューブや胃瘻のチューブやボタンに違和感を感じて泣く。

以上のように子どもは，いろいろな状況を泣くことにより伝えようとする。しかし，泣いて当然ではなく，大人のかかわりが粗雑になっていないか，その日の身体の状況を細やかに正しく把握できているかなどを考え，泣かせることなく運動機能訓練が実施できるよう配慮したい。

保護者は，専門家である担当者から「泣いているので，今日はできませんね」「また泣きますね。今日はやめましょう」と言われると，途方に暮れる。もちろん，子ども本人も「わかってもらえない」「自分はだめなんだ」ということを学んでしまう。このことが，その後の生活にどれほどネガティブな影響を与えるかを肝に銘じておきたい。

【泣かない子どもは，泣くことさえできない子ども】

子どもたちの中には，泣いて訴えることができない子どもがいる。さまざまなケースがあるが，泣くことができない理由を大きく分けると，次のようになる。

> ①障害がかなり重度のため，あらゆることに反応できない
> ②常に疼痛や嫌悪感があり，少々の不快なことには反応しない
> ③泣くだけの体力がない
> ④感情の表出方法を知らない

このほかにも原因はあると思われるが，①〜④を念頭におき，子どもからの訴えがないことをそのままにしない対応が必要である。

①は，例えば，知的障害が重く，さまざまな合併症がある重度重複障害児の場合などである。このような子どもには，特に注意を払い観察しながら，ストレッチなどを行いたい。そして，観察したことを保護者に伝えることにより，子どもの見方を保護者と共有したい。

②は，運動機能障害の強剛型で知的障害も伴い，身体全体が反射ではなく硬い子どもで，身体のあらゆる箇所に筋の異常緊張による痛みがある場合などである。股関節周辺筋の筋解離手術を受ければ，術後に感情の表出（笑顔や泣くこと）がみられる場合もある。

③は，新生児期から重篤な症状の子どもである。ミルクの飲みが悪く（飲むだけの嚥下能力がない），眠りもごく浅い状態で，その後もあまり改善がみられず，経

管栄養の処置をされることが多い。哺乳力が弱い場合，体力がなく，経管栄養により栄養の確保はできても，運動機能訓練を受けていなければ体力がつかず，泣けない。

④では，障害が判明した時点から，保護者の戸惑いが大きく，子どもをどのように扱ったらよいのかわからずに育ててきた場合などで，保護者の愛情のもち方や子どもへの対応に問題がある。子ども自身は，放置されているように感じる生活を強いられてきたため，感情の表出方法がわからず，泣けない子どもになってしまったと解釈できる。

以上のような子どもに対しては，子どもの腋下や腹部をくすぐり，くすぐりに対する反応をみながら対応していくことが有効である。当初は，何の反応もなかった子どもが，いやな顔をしたり，身体をよじって避けようとしたりするようになり，大人との関係性ができてくると笑顔になったり笑い声をあげるようになる。くすぐりに対しての反応がみられるようになれば，くすぐることを言葉で予告し，子どもの期待を引き出したり，くすぐるようなしぐさを見せて，その後に起こることを予測させたりする。くすぐりに対する反応が現れる子どもは，その後の意思表示がはっきりとしてくることが期待できる。このほかにもさまざまな刺激を与えるよう，保護者と協力する必要がある。特に母親のかかわりは重要で，スキンシップ（マッサージ），言葉かけ，絵本の読み聞かせなどは，子どもの発達に大きく影響する。

3）運動障害児のリハビリテーション

一般的に，リハビリテーション（rehabilitation）とは，病気や外傷によって，身体的，あるいは精神的に障害のある人が，社会に復帰するために行う総合的な治療的訓練である。つまり，身体的・精神的・職業的回復訓練により，社会復帰させ，社会的権利・資格・名誉の回復も伴うと考えられている。

しかし，運動障害児たちのリハビリテーションは，すでに獲得した能力を再び引き出すのではなく，新たな能力を開発していくことである。この点で正しくは，ハビリテーション（habilitation）というべきなのかもしれない。本書では，差し支えがない限り「運動機能訓練」としている。

4）バランス感覚の獲得のための訓練

頸定→寝返り→腹這い→持ち込み坐位→自力坐位→四つ這い→つかまり立ち→伝い歩き→独歩→応用歩行と，運動機能が発達していく過程で，子どもたちは重力とのつき合い方を学んでいく。しかし，運動障害児の場合，うまく学ぶことができない。頸定とは首が座ることであり，どのような姿勢であっても頭部を保持できることである。そして，腹臥位での頭部挙上を繰り返し行うことをきっかけとして，安定した頸定へと移行していく。ところが，さまざまな理由により腹臥位がとれない場合，頭部挙上を繰り返し行う機会をもたないために，安定した頸定を獲得することが難しい。まず，腹臥位をできるようにしなければ，それ以後の運動機能獲得の機会を失うことになりかねない。坐位の獲得後，立位などをめざす場合も同様であ

り，それぞれの姿勢において重力と姿勢の正しい関係を学ばなければ，新しい運動・動作を獲得することはできない。

　健常児と同じように身体を使ってさまざまな経験を繰り返し，発達の道筋に沿って運動・動作を獲得できない場合，いかに正しいバランス感覚を習得させるかが目標となる。立位保持や歩行には，ヒトとして共通する重心移動のメカニズムがある。運動機能訓練では，それを教えなければならない。そこから外れた訓練では，運動発達が望めないのは当然である。例えば，子どもの後ろから腋下を支えて歩かせていることがあるが，自力歩行にはつながらない。また，子どもにかかわる大人が，つい介助のしやすさを優先してしまう場合，子どもが，ふさわしくない姿勢を学んでしまうことがあり得る。誤った訓練の修正は新しい訓練を行うより，はるかに手間暇がかかる。毎日のかかわりを見直す視点も重要である。

　バランス感覚の獲得で注意しなければならない点は，ハンドリングの方法，指導に使用する装具や道具の選択である。運動機能訓練の内容が，ヒトとして共通する重心移動のメカニズムを前提に，子どもに応じて工夫されているかが問われることになる。特に，坐位や立位での訓練では，自力坐位や歩行動作の獲得のためには，バランスが後方にくるような指導は避けなければならず，杖や歩行器を使用した場合であっても重心移動が正しいかどうかを常に見守らなければならない。

MEMO

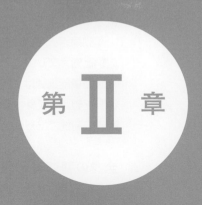

第 II 章

ストレッチの重要性
効果的な運動機能訓練を行うために

1 運動機能訓練を始めるにあたって

　運動障害児も運動能力が高まることにより，精神的な発達を遂げ，作業能力が高まっていく。そして，生活の質（QOL）の向上や広がりがみられる。筆者らは，重い運動障害児であっても，子どもと共に運動能力を高める努力を地道に続けていきたいと考えている。

　運動機能訓練は，実際の姿勢や動きを訓練することと，その訓練の前に行う身体の状態を整える（身体を準備する）ことに分けられる。身体を準備することは，姿勢や動きの前提であり大切である。

全身の関節可動域確保が大切

　1歳児で，すでに胸郭変形や側彎がみられたり（**写真Ⅱ-1**），3～4歳で股関節の亜脱臼，さらに5～6歳で脱臼している子どもがいる。

　子どもが，自ら身体を動かしにくかったり，動かせない場合，超早期から他動的に関節可動域の確保・維持のために，ストレッチ[*1]を継続して行うことが望ましい。

　新生児や乳児は，非常に弱い筋力で身体を動かしている。これは，拮抗筋の相互の働きが非常に巧みに行われるため，弱い力でも身体を動かすことが可能なのである。ところが，痙直型や強剛型などの病型で起こる筋の短縮は，病的な筋の短縮であるため，正常な筋力では，これに逆らって動かすことができない。新生児や乳児にとっては，自ら身体を動かせない状態なのである。生命の維持・管理と子どもの発育環境などと並行して，関節可動域確保のためのストレッチを継続して行えば，身体の変形や股関節の亜脱臼・脱臼を予防できる可能性が高い。側彎などの身体の変形や，股関節の亜脱臼や脱臼を起こすと，運動発達が期待できなくなるばかりか，さまざまな面でその後の成長に影響を及ぼす。

　つまり，筋の短縮が懸念される新生児や乳幼児には，ストレッチが十分に行われ関節可動域の確保がなされなくてはならない。

*1：ストレッチ（stretch）とは「筋肉を引っ張ったり，伸ばす」という意味で，ストレッチング（stretching）とはその動作をさす。本書では「ストレッチ」に統一している

写真Ⅱ-1　胸郭変形

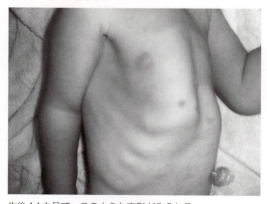

生後14カ月で，このような変形がみられる

1）ストレッチを行う前に

　関節可動域の確保を行うためには，子どもの身体に触れることになる。

　皮膚に触る行為を，触診として生かす視点をもつことが大切である。子どもには特徴的な皮膚触感と柔らかさがある。これに反して，まひ児や各種症候群の子どもには，成育月齢とは異なる皮膚触感や筋の硬さをみることができる。これを触診によって知ることは大変重要である。どのようなまひや筋の異常があるかを確認し，日々の状態を確認することは，子どもにとって正しく受け入れやすいストレッチへとつながる。

2）ストレッチの必要性

　身体に変形が起これば，放置せずに整形外科を受診して，対応を検討する必要がある。なかには，運動機能訓練を行う前に整形外科手術が必要な場合もある。

　乳幼児の手術適応のケースでは，それまでに必要なストレッチや身体の学習が十分にできていなかったのではないかと思われることが多い。

　運動障害児にとって，関節の動きが制限されれば，それまで以上に身体は自由に動かなくなる。関節可動域が狭くなる原因として，一日の大半を同じ姿勢で過ごすことや子どもの好む姿勢ばかりをとらせること，各関節のストレッチが十分に行われていないことなどがある。その結果，側彎や股関節の亜脱臼や脱臼がみられたりする。

　一般的に，健康な人の関節の動きが悪くなる原因は，関節を構成する軟部組織の癒着や変性と，関節をつくっている骨や軟骨の癒合といわれる。しかし，運動障害児の場合，これらとは異なり，中枢神経疾患に伴う運動機能障害が原因であったり，習慣によるものである。このような子どもたちに起こっているのは，病的な痙性，それらの混合型に伴う筋の短縮，強剛型に起こる関節可動域の制限で，いずれもが筋の伸び縮みに問題が生じた結果であると筆者らは考えている。乳幼児の身体は，大人の身体とは比較することができないくらいに柔らかい。障害の型による身体の特徴を理解し，適切なストレッチやポジショニングを行うことが必要である。

2　ストレッチを行うには

　ストレッチでは，屈曲・伸展，内転・外転，内旋・外旋，回内・回外，掌屈・背屈（手関節），橈屈・尺屈，底屈・背屈（足関節），内反・外反などさまざまな動きを行うが，これらの基本は一般的には立位で「気をつけ」をする姿勢である。しかし，運動障害児はその姿勢では行えず，まぎらわしい点もあるが，決して間違った姿位で行ってはならない。

　関節は，必ず2つ以上の筋によって動かされている。ストレッチを行うときの注意点は，以下のとおりである。

　①近位の関節や骨を固定して行う

　②関節を正しい方向に動かす

③腱の走行に注意して行う

④ストレッチされる筋の緊張状態を把握しながら行う

次に，各項目について，例をあげて述べていく。

1. 近位の関節や骨を固定して行う

膝関節は，屈曲・伸展，内旋・外旋するが，ここでは，屈曲と伸展のストレッチを取り上げる。

【屈曲】

屈曲とは，膝が曲がることを指し，関節可動域は120°であるので，120°に至らないときには，伸筋の中に筋の短縮があるか，大腿部と下腿部の後面の皮膚および組織が接触している可能性が考えられる。伸筋のストレッチは，大腿四頭筋，大腿筋膜張筋に対して行うと同時に，股関節，足関節に対してもストレッチを行うことが必要である。

子どもを仰臥位にして，股関節と膝関節を同時に屈曲すると，大腿直筋，大腿筋膜張筋は二関節筋[2]であるために，十分に伸ばすことができない。したがって，ストレッチは腹臥位で行う。

子どもを腹臥位にし，膝関節を90°屈曲した状態で，尻が持ち上がらないように固定しながら，膝を持ち上げるようにして，股関節を伸展させる。

【伸展】

膝関節の伸展とは膝を伸ばすことで，関節可動域は0°である。したがって，関節可動域が0°に至らず，伸びないときには，屈筋群の中に筋の短縮があり，筋の緊張が高まっている可能性がある。

そこで，屈筋である大腿二頭筋，半膜様筋，半腱様筋が短縮されているなら，それらの筋を他動的に伸ばすことが必要になる。他動的に筋を引き伸ばすと靱帯も伸ばされる。この他動的に筋や靱帯を伸ばすことがストレッチである。

膝関節は単独で屈曲・伸展しているが，膝関節の動きに影響を与えているのが，股関節や足関節である。これらは，脚として機能する一つのまとまりと捉えるとわかりやすい。

仰臥位で膝関節を伸展したとき，大腿二頭筋，半膜様筋，半腱様筋は二関節筋[3]であるために，十分に伸ばせない。ストレッチを十分に行うためには，股関節を伸展させる筋のストレッチと，膝関節を屈曲させる筋のストレッチを同時に正しい姿勢と方法で行わなければならない。

股関節の伸筋と膝関節の屈筋のストレッチは，子どもを仰臥位にして，股関節を90°屈曲させた状態で，膝関節を伸展させるとよい。このとき，もう一方の下肢は伸展位で固定し，寛骨が動かないように注意する。

以上のように，筋をストレッチするときには，その筋の起始・停止・機能，関節の構造などを理解し，固定する部分を間違えないよう行う。

*2：ここでの二関節筋とは，股関節の屈曲と膝関節の伸展を同時に行うときに作用する筋を指す

*3：ここでの二関節筋とは，股関節を伸展しながら膝関節を屈曲する2つの動作に作用する筋を指す

写真Ⅱ-2　長・短腓骨筋腱の位置（右足）

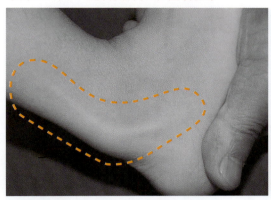

a：腱が正しい位置にない状態
腱が外果の上を通っている

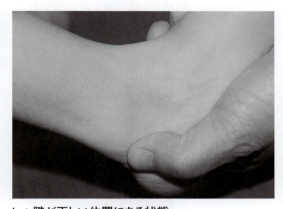

b：腱が正しい位置にある状態
腱が正しく溝中を通ると表面には見えなくなる

2. 関節を正しい方向に動かす

　ここでは，肘関節の屈筋のストレッチを例にあげて説明する。肘関節は，腕尺関節，腕橈関節，上橈尺関節からなり，肘の屈曲・伸展と前腕の回内・回外を行う（後述）。屈筋には，上腕二頭筋，上腕筋，腕橈骨筋，円回内筋があり，これらは主に，屈曲するときに作用する筋である。橈側手根屈筋は補助筋として働く。これらの筋の起始部と停止部が，肘関節を構成する上腕骨，橈骨，尺骨のどこにあるかにより，動きが変わる。上腕二頭筋が短縮していれば，肘関節の軸に従い伸展していく過程で，前腕が回内することになる。したがって，前腕を回内して肘を伸展させてしまうと，上腕二頭筋の正しいストレッチが行われないことになる。関節は，筋の走行とその状態に応じて屈曲したり伸展したりするので，円回内筋・橈側手根屈筋のどちらか一方か両方が短縮していれば，それぞれ特有の肘屈曲位になる。

　そのほかの関節では，特に肩関節の動きが複雑であり，かかわっている筋も多いので，構造をよく理解し，特に注意してストレッチを行う必要がある。

3. 腱の走行に注意して行う

　筋が作用する方向を変えるために，腱の通る溝を設けている骨がある。腱が溝内を走行しているか確認してストレッチを行うことが必要である。例として，腓骨外果の腓骨果溝で説明する。

　長・短腓骨筋腱が腓骨果溝を通る正しい走行でなく，外果（一般に"そとくるぶし"といわれる）の上を通っていることがある（**写真Ⅱ-2-a**）。正しい走行でない場合，腱を見たり，触れることで確認できるが，その筋をストレッチするには，腱を正しく溝の中を通るように誘導して（**写真Ⅱ-2-b**），ストレッチを行わなければならない。

写真Ⅱ-3 右足の膝の裏の触診

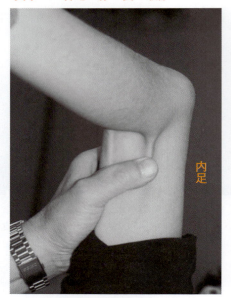
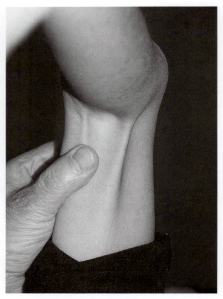

a：半腱様筋腱・半膜様筋腱の触診　　b：大腿二頭筋腱の触診

4. ストレッチされる筋の緊張状態を把握しながら行う

　子どもの筋と骨に対しては，弱い力でかかわる。どの程度の力が適切かは，ストレッチを行う筋の腱や筋腹に指先で触れながら確認する。絶対にしてはならないことは，筋の抵抗に対して，力比べのように力を込めてしまうことである。気持ちが入りすぎても力が強くなる。力の入れ具合には，慎重で十分な注意を払う。これを怠るとさまざまな事故につながる。

　前述した，膝関節の屈筋群のストレッチを例にあげれば（p24「伸展」参照），子どもを仰臥位にして膝関節を伸展させていくとき，大腿部の後面内側を半膜様筋・半腱様筋が走り，後面中間から外側を大腿二頭筋が走っている。膝関節の内側では，半膜様筋・半腱様筋のそれぞれの腱に触れることができ，外側では，大腿二頭筋の腱に触れることができる（**写真Ⅱ-3-a・b**）。

　大人にとって子どもの下肢は，長さも重さも扱いやすい。片手でストレッチの状態を維持しながら，もう一方の手で腱に触れることができる。ストレッチに慣れれば，それぞれの筋腹に触れることも可能になるので，自分なりのやりやすい方法を身につけ，必要なかかわりがもてるようにしたい。

　ストレッチの経験や運動能力に乏しい乳幼児では，こちらが考えるよりももっと弱い力でストレッチを行わないと，骨や筋，腱や靱帯を傷めることがある。事故を防ぐために，ストレッチを行う筋の関節に近いところを持つようにする（**写真Ⅱ-4-a**）。関節の近位よりも遠位のほうが（**写真Ⅱ-4-b**），ストレッチする筋に強い力がかかるからである。

写真Ⅱ-4　関節のストレッチ（右足）

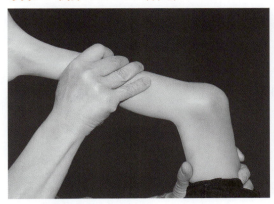

a：近位でのストレッチ

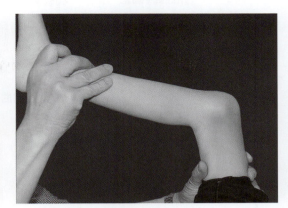

b：遠位でのストレッチ

近位よりも遠位のほうが，ストレッチされる筋に負荷がかかりやすい

3　ストレッチの方法

　身体の動きは，関節を動かす骨格筋の伸び縮みに影響を受ける。骨格筋は400種ほどあり，筋が縮むことがヒトの身体を動かす原動力であり，伸びることは動きをスムーズにするために必要である。ストレッチが必要な筋は，縮んだ状態から伸びにくいものすべてである。

　本項では肩関節をはじめ，解剖学的に分けられた関節の動きごとに，筋の状態の見方とストレッチについて説明するが，実際の動きは，それぞれの動きが組み合わされ，複雑なものである。

　※本項の中で，関節可動域の解説をしている写真のモデルは，まひの子どもが多いので，写真と説明文とに相違が生じていることがある。そのため，説明文の内容を十分に理解したうえで，子どもの身体の状態に合わせたストレッチを行ってほしい。

　ここでは，肩関節を中心に説明する。

1. 肩関節（写真Ⅱ-5〜10）

　肩関節は，胸鎖関節，肩鎖関節，肩甲胸郭関節，肩甲上腕関節（第一肩関節），肩峰下関節（第二肩関節）からなり，これらは，合わせて肩複合体と呼ばれる。一般的に肩関節というときは，肩甲上腕関節をさしている。

　肩関節は球関節なので，その動きは3軸性で，前額軸・垂直軸・矢状軸と可動範囲が広く，屈曲・伸展，内転・外転，水平内転・水平外転，内旋・外旋の動きが可能である。しかし，関節をつくる構造は非常に不安定であり，靱帯と筋によって保護されている。脱臼する危険性が非常に高い関節でもある。多様な動きをするため，作用する筋の数も多く，単一の筋に対してストレッチを行うことは難しい。

写真Ⅱ-5 肩関節：屈曲・伸展でのストレッチ（前額軸での動き）

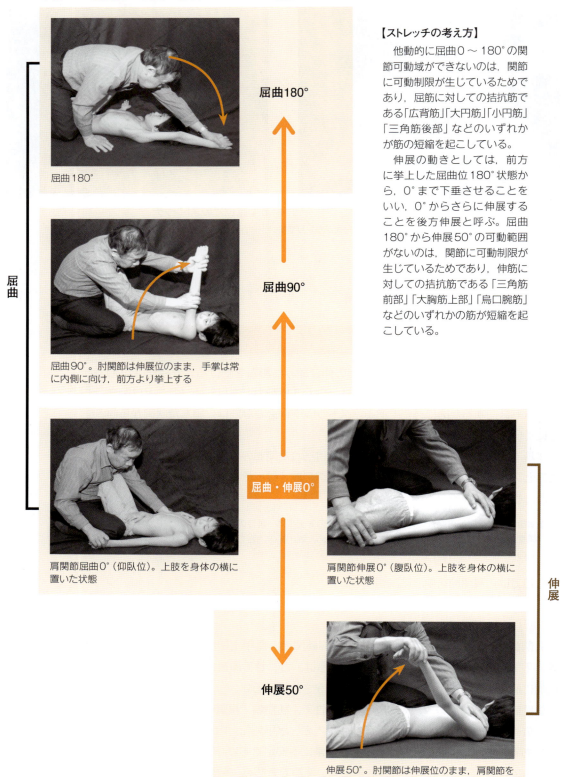

【ストレッチの考え方】

他動的に屈曲0〜180°の関節可動域ができないのは，関節に可動制限が生じているためであり，屈筋に対しての拮抗筋である「広背筋」「大円筋」「小円筋」「三角筋後部」などのいずれかが筋の短縮を起こしている。

伸展の動きとしては，前方に挙上した屈曲位180°状態から，0°まで下垂させることをいい，0°からさらに伸展することを後方伸展と呼ぶ。屈曲180°から伸展50°の可動範囲がないのは，関節に可動制限が生じているためであり，伸筋に対しての拮抗筋である「三角筋前部」「大胸筋上部」「烏口腕筋」などのいずれかの筋が短縮を起こしている。

写真Ⅱ-6　肩関節：内転・外転でのストレッチ（矢状軸での動き）

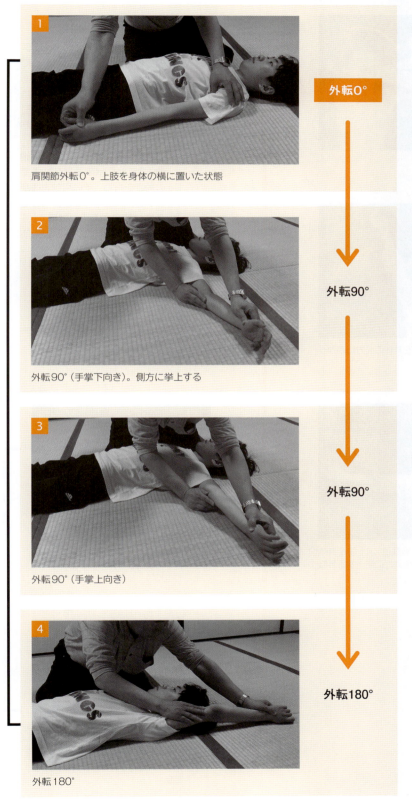

1　肩関節外転0°。上肢を身体の横に置いた状態
外転0°

2　外転90°（手掌下向き）。側方に挙上する
外転90°

3　外転90°（手掌上向き）
外転90°

4　外転180°
外転180°

【ストレッチの考え方】
　外転では，他動的に0〜180°の可動範囲がないのは，関節に可動制限が生じているためであり，外転筋に対しての拮抗筋である「広背筋」「大円筋」「大胸筋」などのいずれかが筋の短縮を起こしている。
　内転での関節可動域としては，体側に阻まれて動きはないが，外転180°から0°に戻る動きができないときに，関節可動域に制限があると認める。内転筋の拮抗筋である「棘上筋」「三角筋中部」などのいずれかが筋の短縮を起こしている。

写真Ⅱ-7　肩関節：水平内転（水平屈曲）・水平外転（水平伸展）でのストレッチ（垂直軸の動き）

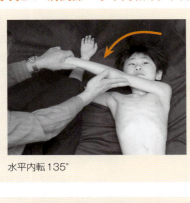

水平内転135°

水平内転135°

【ストレッチの考え方】

　内転では，他動的に0〜135°の可動範囲がないのは，関節に可動制限が生じているためであり，水平内転筋に対しての拮抗筋である「三角筋後部」「棘下筋」「小円筋」などのいずれかが筋の短縮を起こしている。

　外転の運動としては，水平屈曲135°から水平伸展30°までの動きを指し，その可動範囲がないのは，水平伸展筋に対しての拮抗筋である「大胸筋」「三角筋前部」などのいずれかの筋が短縮している。

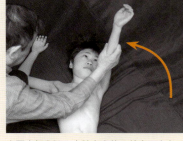

水平内転90°。上肢を身体の前方に向かって水平移動

水平内転90°

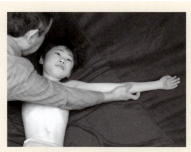

肩関節水平内転0°（仰臥位）。上肢を身体の横に置いた状態から側方に挙上する外転の水平位（90°）

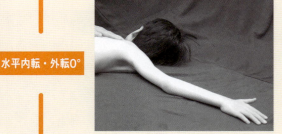

肩関節水平外転0°（腹臥位）。上肢を身体の横に置いた状態から側方に挙上する外転の水平位（90°）

水平内転・外転0°

水平外転30°

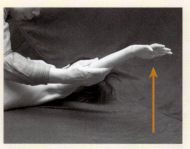

水平外転30°（上肢を身体の後方に向かって水平移動）

写真Ⅱ-8　肩関節：内旋・外旋でのストレッチ（垂直軸の動き）

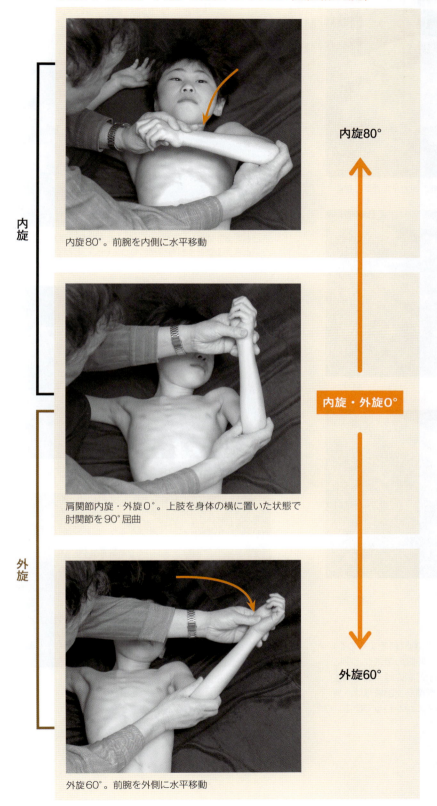

内旋80°。前腕を内側に水平移動

肩関節内旋・外旋0°。上肢を身体の横に置いた状態で肘関節を90°屈曲

外旋60°。前腕を外側に水平移動

【ストレッチの考え方】
　内旋は他動的に0～80°の可動範囲が制限されているとき，内旋の拮抗筋である「棘下筋」「小円筋」などのいずれかの筋が短縮している。
　外旋の動きとして内旋80°から外旋60°の可動範囲がないときには，関節に可動制限が生じているため，内旋筋に対しての拮抗筋である「肩甲下筋」「大胸筋」「広背筋」「大円筋」などのいずれかの筋が短縮している。

写真Ⅱ-9　肩関節：僧帽筋上部線維のストレッチ

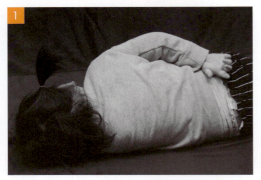

子どもを側臥位にし，上肢を体幹の側方か背面側に置く

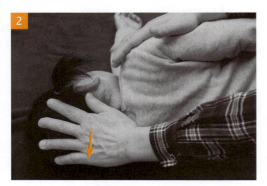

頭部を下方になった肩側に倒す

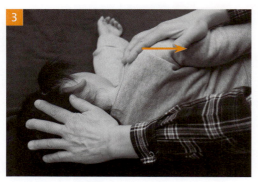

肩峰を腸骨側に引き下げる

【ストレッチの考え方】
　肩峰を持ち上げるようにしている（首をすくめる）子どもは，上肢の動きも悪く，呼吸の吸気が上手にできない。このような状態の子どもには，僧帽筋上部線維のストレッチを行う。僧帽筋上部線維は，肩甲骨を挙上して肩の上下の動きにかかわっている。

写真Ⅱ-10　肩関節：肩甲胸郭関節のストレッチ（両腕を背中側に回し，腰の中央で手を組むことができない場合のストレッチ）

A　肩の動きがわるい場合のストレッチ

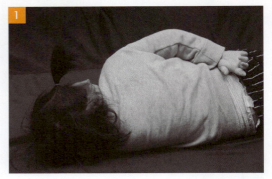

子どもを側臥位にし，上側になった上肢を体幹の側方に置く。このとき，上肢をより背中側にもっていくことができるようであれば，できるだけ腰の中央（脊柱）に近づけるようにする

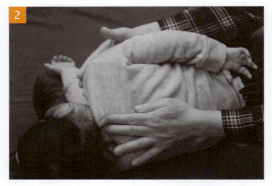

子どもの肩峰を支え，身体が動かないように固定する

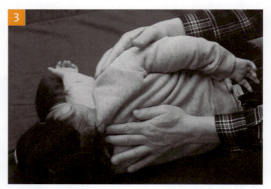

肩甲骨を脊柱側に寄せる

B　肩の動きが比較的よい場合のストレッチ

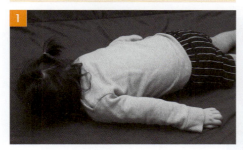
子どもを腹臥位にする

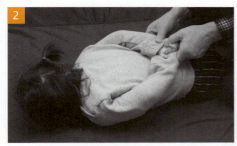
両腕を背中側に回し，腰の中央で組ませる。組めない子どもには介助し，組んでいるような姿勢を保持する

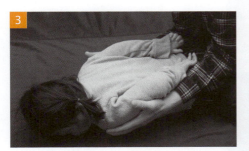
両側の肩峰を支える

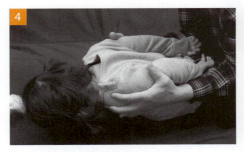
背を反らせながら肩甲骨を背骨に寄せる

C　仰臥位で手を後頭部に回したときに，肩関節が水平内転していて，水平外転できない場合のストレッチ

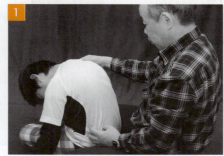
子どもの背後から介助し，坐位をとらせる（あぐら坐位でもよい）

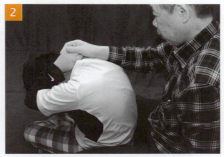
子どもの両腕を後頭部に回し，手を組む姿勢をとらせる

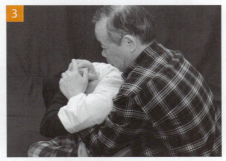
子どもの上腕と手部の間にできた空間に介助者の手を前方から後方に差し込む

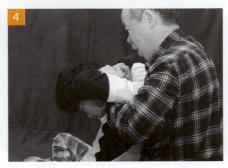
差し込んだ手で，組んでいる子どもの手を支えながら，子どもの上腕を後方に引く。引く際，介助者の手関節か前腕を使い，軽い力で行う

　以上，肩関節のストレッチについて述べてきたが，身体の動きを滑らかに保つためには，各関節に備わったそれぞれの動きを維持する必要がある。
　次に肩関節を除いた，肘関節（前腕を含む）・手関節・股関節・膝関節・足関節について記すが，肩関節での説明を参考にストレッチを行ってもらいたい。

写真Ⅱ-11 肘関節：屈曲・伸展

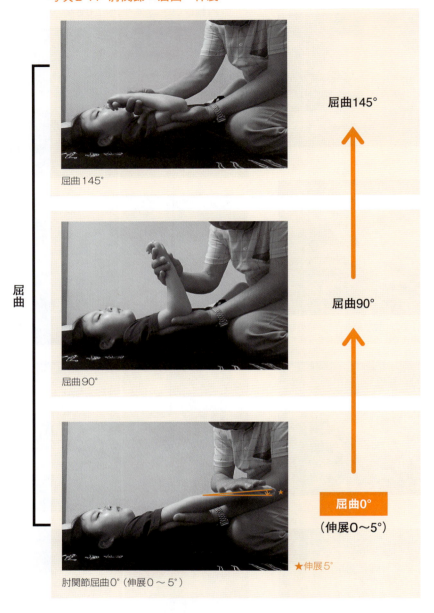

2. 肘関節（写真Ⅱ-11・12）

　肘関節は一般的に，屈曲・伸展運動のみの蝶番関節にみえるが，この関節は，上腕骨・橈骨・尺骨からなる複関節で，一つの関節包の中に複数の関節が存在する。
　腕尺関節：上腕骨・尺骨でつくる蝶番関節。ラセン関節である。屈曲・伸展を行う。
　腕橈関節：上腕骨・橈骨でつくる顆状関節。球関節である。屈曲・伸展を助け，前腕の回内・回外にも対応する。
　上橈尺関節：橈骨・尺骨でつくるボールベアリング型の車軸関節である。下橈尺関節とともに前腕の回内・回外を行う。

写真Ⅱ-12 肘関節：前腕の回内・回外

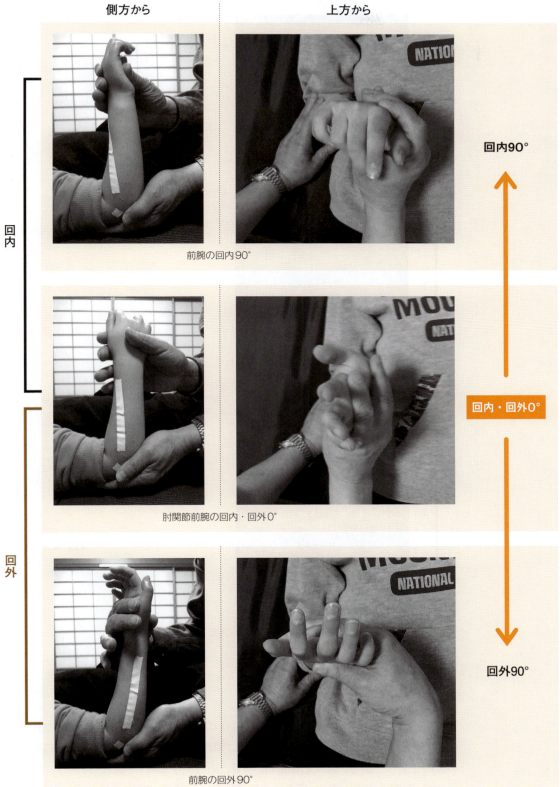

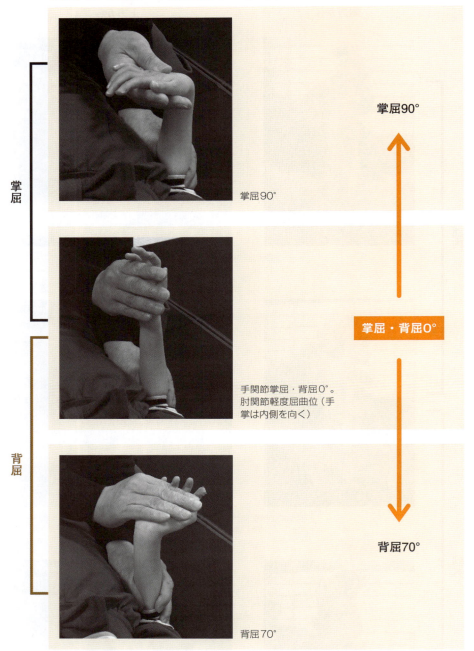

写真Ⅱ-13 手関節：掌屈と背屈でのストレッチ

掌屈

掌屈90°

手関節掌屈・背屈0°。
肘関節軽度屈曲位（手掌は内側を向く）

掌屈・背屈0°

背屈

背屈70°

3. 手関節（写真Ⅱ-13・14）

　手関節は，肩関節と肘関節（前腕を含む）の複雑な動きと協調した微細な動きが可能である。一般的にいわれる手関節とは橈骨手根関節をさし，このほかにも多くの関節を有している。多くの関節は，橈骨と近位列手根骨（舟状骨，月状骨，三角骨，豆状骨）と遠位列手根骨（大菱形骨，小菱形骨，有頭骨，有鈎骨）からなり，小骨を

写真Ⅱ-14 手関節：橈屈・尺屈でのストレッチ

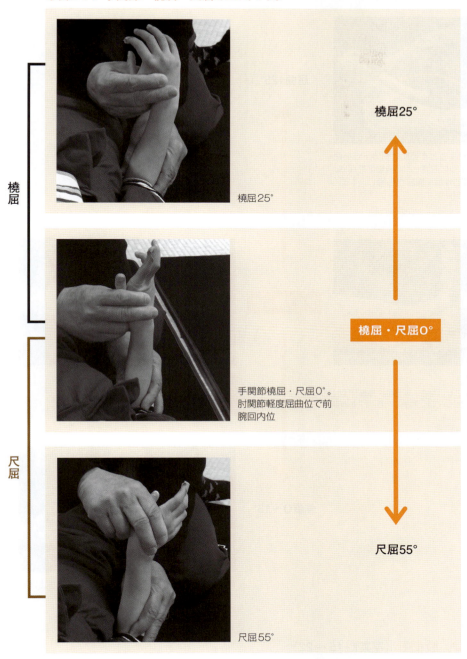

靱帯によって固定している。
　橈骨手根関節は，橈骨と骨間手根間靱帯によって結合された小骨（舟状骨・月状骨・三角骨）と関節円板が加わってつくられる。
　ここでは，掌屈・背屈，橈屈・尺屈の動きを示す。

写真Ⅱ-15　股関節：屈曲・伸展（右足）

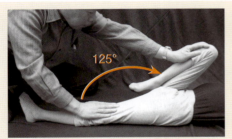

屈曲125°。屈曲させようとする反対側の下肢を使い，寛骨が動かないように固定し，右股関節を屈曲。肥満などにより大腿と骨盤・腹部が接触し，125°に至らない場合もある

屈曲125°

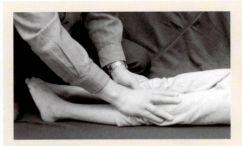

股関節屈曲（仰臥位）
※「屈曲・伸展0°に至らない場合」「屈曲・伸展0°以上の可動域がある場合」については，写真Ⅱ-16・17を参照

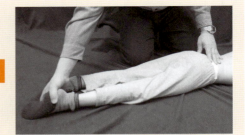

股関節伸展0°（腹臥位）

屈曲・伸展0°

伸展0〜15°

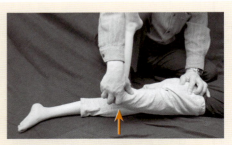

伸展15°。膝関節を屈曲したまま膝部を持ち上げる

4. 股関節（写真Ⅱ-15〜22）

　股関節は，仙骨と腸骨・坐骨・恥骨からなる寛骨の中央に位置する寛骨臼と，大腿骨頭からなる球関節である。正常股関節では，骨頭の2/3が寛骨臼の中に包み込まれて安定しており，体重支持において重要な役割を果たしている。
　球関節であるため，屈曲・伸展，内転・外転，内旋・外旋の動きを行う。

　※股関節・膝関節・足関節は，体重の負荷に耐えながら，動きを求められる関節であるために，これらの関節を動かす筋力は強い。単関節筋と二関節筋が存在する。それぞれの関節の動きに応じて，単関節筋からストレッチが行えるのであれば，単関節筋の後に二関節筋の順でストレッチを行う。

写真Ⅱ-16 股関節：屈曲・伸展0°に至らない場合

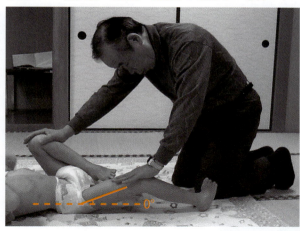

仰臥位で一方の股関節を十分に屈曲し、ほかの下肢を伸展させても屈曲位0°に至らないときには、そのままの姿勢で、股関節を屈曲している状態で寛骨を固定し、ほかの下肢でストレッチを行う。大腿部下部で押さえる

写真Ⅱ-17 股関節：屈曲・伸展0°以上の可動域がある場合

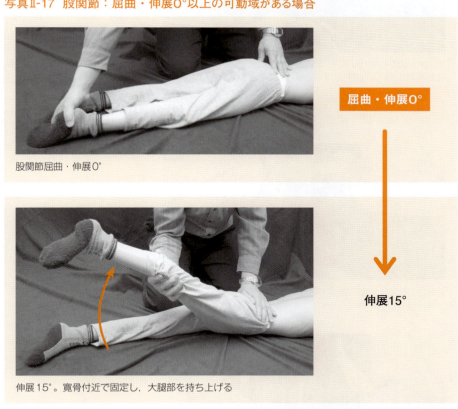

股関節屈曲・伸展0°

屈曲・伸展0°

↓

伸展15°

伸展15°。寛骨付近で固定し、大腿部を持ち上げる

写真Ⅱ-18 股関節屈曲位からの内転

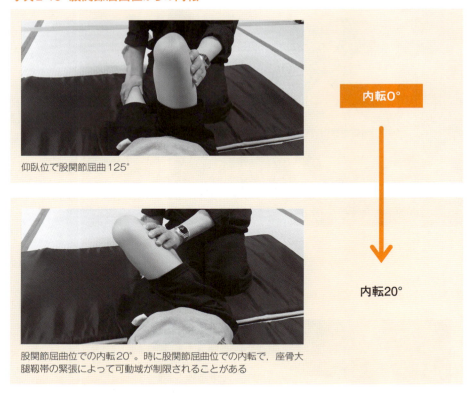

仰臥位で股関節屈曲125°

内転0°

内転20°

股関節屈曲位での内転20°。時に股関節屈曲位での内転で，座骨大腿靱帯の緊張によって可動域が制限されることがある

写真Ⅱ-19 股関節：開排（股関節屈曲位からの外転）

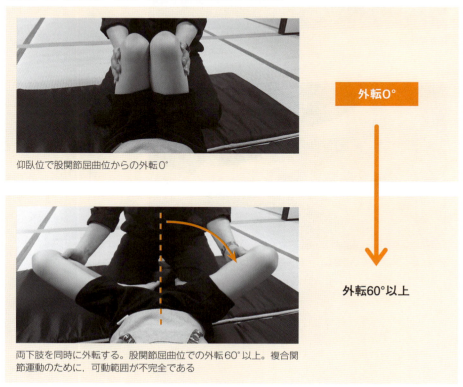

仰臥位で股関節屈曲位からの外転0°

外転0°

外転60°以上

両下肢を同時に外転する。股関節屈曲位での外転60°以上。複合関節運動のために，可動範囲が不完全である

写真Ⅱ-20 股関節：内転・外転

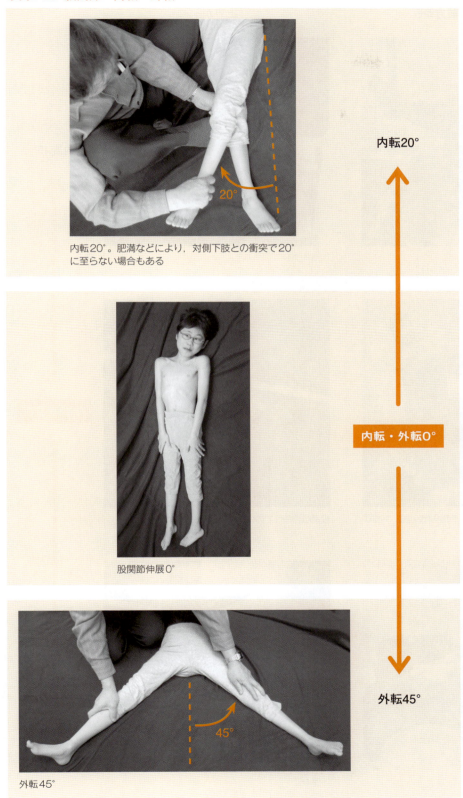

内転20°。肥満などにより，対側下肢との衝突で20°に至らない場合もある

股関節伸展0°

外転45°

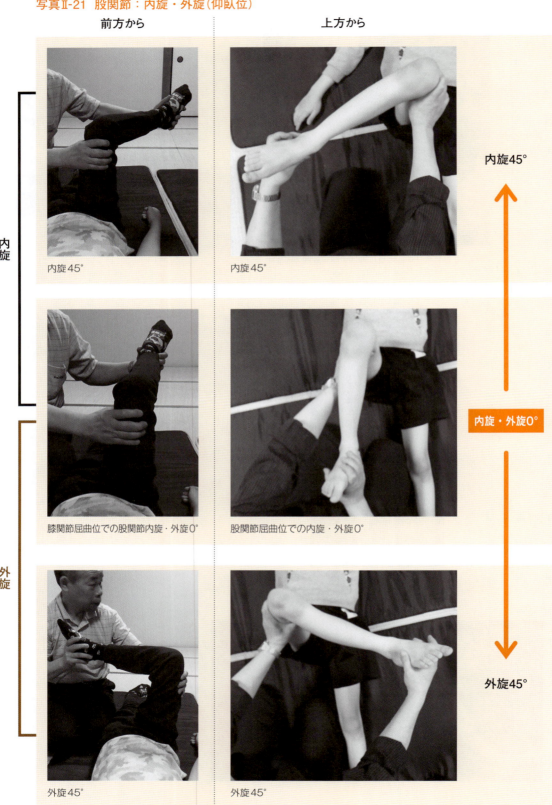
写真Ⅱ-21 股関節：内旋・外旋（仰臥位）

写真Ⅱ-22 股関節：内旋・外旋（腹臥位）

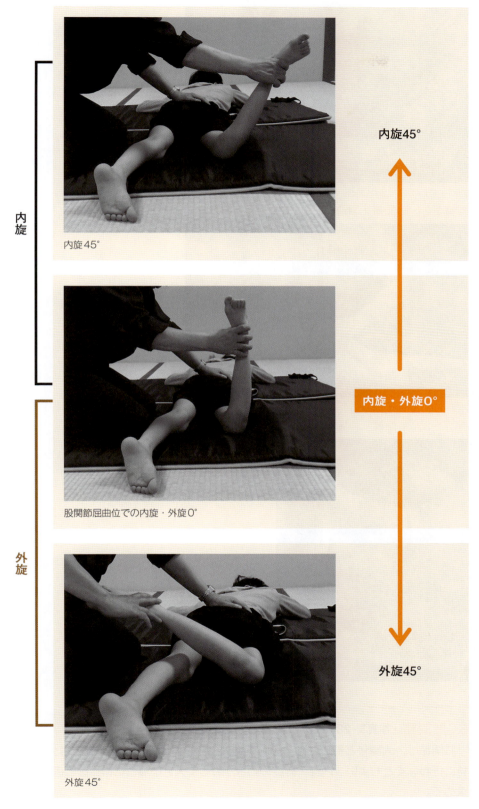

内旋45°

股関節屈曲位での内旋・外旋0°

内旋45°

内旋・外旋0°

外旋45°

外旋45°

写真Ⅱ-23 膝関節：屈曲（仰臥位での股関節屈曲位）

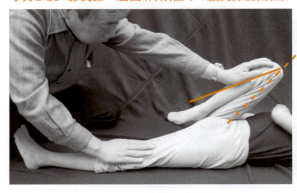

膝関節130°屈曲。肥満などにより，ふくらはぎと大腿後面とが接触し，130°に至らない場合もある

写真Ⅱ-24 膝関節：屈曲（腹臥位での股関節伸展位）

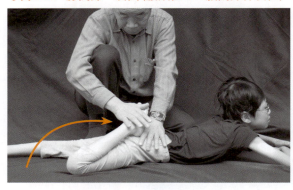

膝関節130°屈曲。寛骨付近を固定して膝関節を屈曲する。肥満などにより，ふくらはぎと大腿後面とが接触し，130°に至らない場合もある

写真Ⅱ-25 膝関節：伸展

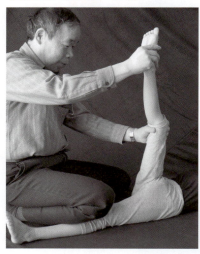

膝関節0°。股関節の伸筋と膝関節の屈筋のストレッチは，子どもを仰臥位にして，股関節を90°屈曲させた状態で，膝関節を伸展させるとよい。このとき，もう一方の下肢は伸展位で固定し，寛骨が動かないように注意する

5. 膝関節（写真Ⅱ-23〜25）

　膝関節は，大腿骨と脛骨からなる。下腿の内旋・外旋を行うが，動きは少なく，特に行わなくともよい。内旋・外旋の動きが著しく大きい場合には，医師の診断を求める。

写真Ⅱ-26　足関節：底屈・背屈（膝関節屈曲位）

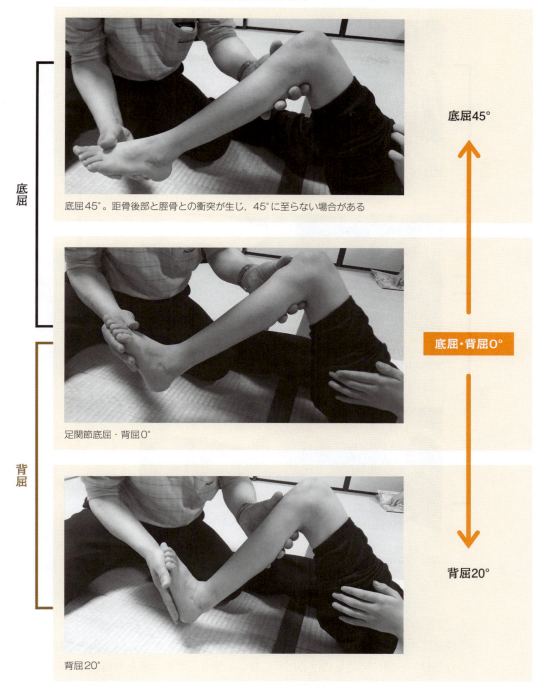

底屈45°。距骨後部と脛骨との衝突が生じ，45°に至らない場合がある

足関節底屈・背屈0°

背屈20°

6. 足関節（写真Ⅱ-26・27）

　足関節は，脛骨・腓骨・距骨からなり，距腿関節ともいわれる。動きとして，底屈・背屈，内反・外反がある。ここでは底屈と背屈について示す。

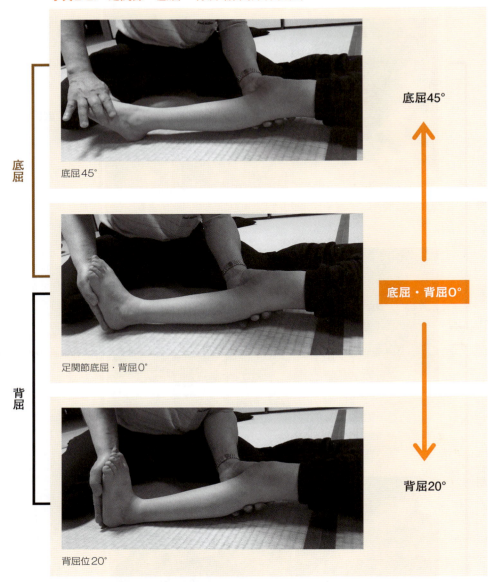

写真Ⅱ-27　足関節：底屈・背屈（膝関節伸展位）

7. まとめ

　障害によって関節の可動域を保つことが困難な子どもたちには，大人が積極的にかかわり，一緒に努力を続ける以外にない。少なくとも，子ども自身がその大切さを認識し，自主トレーニングができるようになるまでは，大人の責任としてかかわっていくべきであると筆者らは考えている。そうすることが，将来，懸念される二次的な障害を予防することにつながる。

　本項では，ストレッチについて述べてきたが，身体の動きを滑らかに保つためには，各関節に備わったそれぞれの動きを維持する必要がある。

4 整形外科手術，筋弛緩薬，ボトックス注射

　筋のストレッチを行っても，関節可動域が狭くなり，拘縮が起こることがある。身体が成長するに従い，骨と筋の長さに不均衡が強まることが，特に痙直型と，痙直型を含む混合型に多くみられる。徒手で行うストレッチだけでは対応できないことを認めざるを得ない。

　痙性のある筋はほかの組織と異なり，その成長率がわるいと考えられている。子どもが運動能力をある程度獲得していれば，痙性筋を自己ストレッチすることもできるが，そうでない場合，身体の成長に比べて成長率のわるい痙性筋は，ほかの組織より短い状態になってしまう。そのため，関節は痙性筋の引きつける方向へ曲がったり，伸びたりし，正常に動かなくなる。本書ではこれまで，このような痙性筋に対するストレッチの大切さを述べてきたが，身体の成長が著しい時期は，主治医と相談し，整形外科手術などを検討することが必要である。

　整形外科手術以外に，内服薬，注射薬，脳神経外科手術などがある。筆者らが経験した事例では，筋弛緩薬の内服では，全身に対して薬の効果は出るが，問題になる筋は緩まないことが多く，その筋が緩むように投薬量が増量されると，全身が緩みすぎてしまう。また，抗てんかん薬との併用によっては，眠気を誘い，一日中眠るような状態になることもある。

　ボトックス注射や脳神経外科手術では，筋の緩みは得られるが，動作の獲得に長い時間を要するという印象をもっている。

1. 整形外科手術

　整形外科手術は，一般に筋解離術と総称される。筋解離術は，以下のようにさまざまな方法があり，その内容は，手術を行う医師によって異なる。基本的に，体幹に近い大きな関節である股関節や肩関節から手術を行う。末梢にいけばいくほど筋肉や関節は精密で，数も多くなるのでそれらの部位は慎重に検討される。手術は主治医によく相談し，術後の効果が期待できるタイミングを逃さないようにしたい。

　①筋腹の筋線維の一部を切離：筋の部分的切開もしくは筋の部分的切離をする

　②腱切離：腱を付着部ですべて切離する

　③筋内腱延長（フラクショナル延長）：筋の表面に存在する腱の部分だけを切離して緩める方法。スライド延長よりもマイルドな緩め方であるため多く用いられる

　④Z状延長：腱膜だけを挟み込むように切り込み，腱を延長する

　⑤腱のスライド延長：文字どおり，腱の部分を直接ミリ単位で延長する

　⑥腱移行：緩めたい筋を切離するだけでなく，切離した筋をほかの筋に結びつける。例えば，半腱様筋近位断端を薄筋遠位端へ接合するなど

2. 筋弛緩薬の使用

　手術以外の方法として，薬を使用して痙性筋を緩める方法もある。内服では，痙

直型の痙性やアテトーゼ型の筋の硬さに対して，筋弛緩薬が処方される。しかし，これでは，緩めたい筋を選んで緩めることはできないため，全身の筋を緩めることになる。薬量により効果も変わる。副作用は，眠気を誘うことであり，特に，抗てんかん薬や抗不安薬と併用している場合は，実際に眠ってしまうことも多く，生活リズムが乱れることもあるので，筆者らは，整形外科的手術の適応でない場合，ストレッチでの対応を推奨している。しかし，病状によっては一時的に使用することもあり，主治医と十分検討することが望ましい。

3. ボトックス（ボツリヌストキシン）注射

　内服のほかに，ボトックス注射による治療がある。一般にわが国で用いられる「ボトックス」とは，現在認可されているA型ボツリヌス毒素製剤である。この治療では，骨格筋の一部分に注射することで，異常な筋収縮に伴う症状を軽減したり，過剰な発汗やよだれを抑えることができる。ボトックスは，神経筋接合部で神経の伝達作用を行うタンパク質であるアセチルコリンの放出を妨げる働きをするが，作用は末梢性に限られ，筋弛緩，鎮痛作用などが確認されている。ボトックスが，血液脳関門を通過できないことも，作用が末梢性に限られる理由にあげられている。

　運動障害児は，筋の過緊張により四肢のまひ以上に体幹を含めた異常姿勢になりやすく，関節拘縮や骨格変形を伴う。そのため，運動発達がさらに障害される。

　例えば，踵が床に着かない（尖足），股が開きにくい（はさみ足）などの異常姿勢によって，2歳以降でも立位がとれないばかりか，数年後には尖足拘縮や股関節亜脱臼を生じ，整形外科手術を余儀なくされる。また，首筋や背骨の捻転，反り返り（痙性斜頸）のため，摂食困難だけでなく側彎・変形，疼痛や呼吸障害などをみる場合がある。ボトックス注射は，このような局所的症状に非常に効果的で，治療後1～2週間で，踵を着けて立つことや足を広げて立つことが可能となる。同様に，首筋や背骨の姿勢を改善し，疼痛の軽減や側彎・変形の進行を抑えることもできる。

　しかし，ボトックス注射の効果は，処置した局所的な筋の過緊張に限定される。全身の過緊張に対して効果がみられるものではない。また，ボトックス注射の効果は約3カ月であるため，3～4カ月ごとに治療を繰り返す必要がある。繰り返し治療を受けていると，体内にボトックスに対する中和抗体ができ，治療効果が低下する可能性も否めない。1回の治療において，10カ所以上の注射が必要な子どもも多い。

　「ボトックス注射を受けているが，運動機能が改善しない」という訴えで，筆者らが相談を受けた場合は，次回の治療まで正しくストレッチを続けるように指導する。そうすることで，関節の動きがかなり改善し，次のボトックス注射を延期するケースも出ている。筆者らの経験では，ストレッチの有効性を十分に理解することなく，ボトックス注射を選択している医師や保護者が多い。十分にストレッチを行ったうえで，ボトックス注射を検討することを提案したい。

【参考意見（p47 〜 48）】
池田啓一 医師：成尾整形外科病院
菅野徹夫 医師：島田療育センター
鈴木茂夫 医師：水野記念病院
瀬下　崇 医師：リハビリテーション エーデルワイス病院
（五十音順）

参　考

前述した整形外科手術，筋弛緩薬の使用，ボトックス注射のほかに，バクロフェン髄腔内投与治療（intrathecal baclofen；ITB）や脳神経外科手術がある。

1. バクロフェン髄腔内投与

バクロフェンは，$GABA_B$ 受容体のアゴニストで，脊髄後角に作用して強力な抗痙縮作用をもたらす。経口薬は，わが国で20年以上前から用いられているが，内服しても髄液中にはほとんど検出されない。つまり，バクロフェンは，血液脳関門をきわめて通過しにくい薬剤である。このバクロフェンを経口投与量の1/1,000程度脊髄髄液腔に投与すると，脊髄のみに作用し，12時間程度，痙縮が緩和される。この治療では，バクロフェンを慢性投与する必要があるために，体内に注入するポンプを埋め込みカテーテルなどを留置する必要がある。

2. 脳神経外科手術

脳神経外科手術は，大別して2つに分けられる。

①選択的末梢神経縮小術（selective peripheral neurotomy；SPN）

この手術は，局所の痙縮に対して適応となる。最も多い例としては，足関節の尖足・内反でヒラメ筋 −腓腹筋− 後脛骨筋へ分布する膝窩部での脛骨神経を対象とする。

そのほかには，膝関節屈曲に対する坐骨神経縮小・大股内転に対する閉鎖神経縮小・肘関節屈曲に対する筋皮神経縮小などがあげられる。運動障害児では，若年児ほど症状が再発しやすい傾向があり，6歳以降が望ましいと考えられている。

また，運動神経線維の数が1/4以下にならなければ筋萎縮は生じないとされている。手術後のギプス固定は不要で，翌日から起立歩行訓練が可能である。

②選択的脊髄後根遮断術（selective dorsal rhizotomy；SDR）

この手術は，L2 〜 S2の脊髄後根をある基準で選択的に，およそ50 〜 60%切離し，有害な脊髄反射を低減させ，痙縮を緩和するものである。原則として，脳性まひ児の両下肢の広い痙縮に対して行う。2歳以下は避けるべきで，ある程度の年長児でも適応をより慎重に検討する必要がある。

※上記「参考」については，東京女子医科大学脳神経センター脳神経外科の平孝臣医師のホームページ（http://homepage3.nifty.com/ttaira/homepage1/index.html）を参考に作成

MEMO

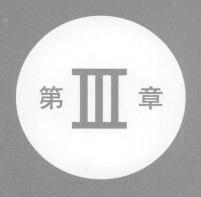

第 III 章

子どもの発達に沿った運動機能訓練

① 発達の流れをとらえた訓練

　子どもの能力全体を高めるために一つひとつの姿勢を目標にするより，次のように発達の流れをとらえて訓練を行うほうが有効である。

※本書で用いる「持ち込み」という用語は「他人が子どもをその姿勢にする」という意味である。

	発達の流れ
Ⅰ 期	仰臥位→腹臥位→首の座り（頸定）→寝返り→持ち込み坐位
Ⅱ 期	持ち込み坐位→肘這い→自力坐位→四つ這い移動（尻這い・いざり這いを含む）
Ⅲ 期	つかまり立ち→伝い歩き→独歩
Ⅳ 期	応用歩行

　また，姿勢や動きは，年齢に関係なく，獲得できるまで継続して訓練する必要がある。発達の流れのある部分を獲得していないのに，次に進めようとしても運動機能の発達を促すことはできない。運動障害児の運動機能訓練では，健常児の発達の流れを前提に，その子なりの目標を設定して進めていく。その過程は根気のいる地道な取り組みである。行きつ戻りつのように感じる中に，わずかな発達の兆しをとらえて，認め，ほめ，励まし，継続して訓練していく。繰り返すが，その子どもの発達に沿って，子どもによい変化をもたらすであろうと考えたことをあきらめずに，ひたすら徹底的に続けていくことが必要である。

　子どもは育ちたいと思っているし，学びたいと願っている。大人は，うまくいかないことを子どもの障害のせいにして投げ出さず，工夫や努力を続けたい。そして，もし見誤りがあれば，すぐにそれを修正し，柔軟な対応が結果に結びつくことを肝に銘じておきたい。

② Ⅰ期：仰臥位→腹臥位→首の座り（頸定）→寝返り→持ち込み坐位

1. 腹臥位に慣れて肘立て位も可能に

> **ねらい：①首の座り，②緊張性迷路反射（TLR）の抑制と改善**

　新生児がベッドに寝かされている姿勢は，ほとんどが仰臥位である。この姿勢から腹臥位になり，頭を持ち上げるようになるのが，ふつう生後２～３カ月頃である。

　運動障害児の運動機能訓練の開始時期が４カ月を過ぎていれば，腹臥位の姿勢ができているかどうかがポイントとなる。仰臥位の生活が長かった子どもは，腹臥位の姿勢をいやがる傾向にあるが，これに慣れて，次の段階（首が座る）へ進むことが目標である。大人が，くじけずに根気強くアプローチしていくことが重要となる。特に家庭では，子どもが受け入れる気持ちになる工夫やかかわりが大切である。ある程度，強引に訓練を実施しなければならない場面もあるが，そればかりでは，子どもは拒否的になる。互いに望ましい関係性を築きながら進めていきたい。

写真Ⅲ-1　肘立て位の練習

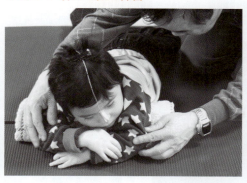

写真Ⅲ-2　下顎部に手を当てて，肘立て位で頭部を持ち上げる練習

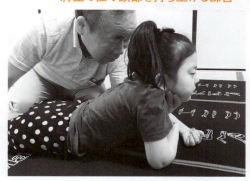

　具体的には，腹臥位をとらせ，声かけをしたり，好きな絵本や玩具を見せるなどして，顔が正面を向くように訓練する。顔が上がるようになれば，肘立て位に持ち込み，顔が正面を向くように訓練する。肘立て位で顔が上がるようになれば，左右のもの（玩具など）を見せ，顔が左右に動くように訓練する。

　腹臥位にさせようとしても緊張性迷路反射（tonic labyrinthine reflex；TLR）が出て行えないこともある。しかし，TLRは姿勢反射の一つなので，その姿勢を考えて行えば腹臥位に持ち込める。TLRは，腹臥位になると腕が曲がって，腰が浮く格好になり，仰臥位になると手足や背中が伸びた姿勢になる反射であるので，腹臥位にさせる際に頸部が屈曲しないように工夫することによって，この反射姿勢を防いで行うことができる。腹臥位に持ち込もうとする前に，「側臥位→子どもの下顎骨の下縁を支えるように保持→その姿勢を維持しながら→腹臥位に持ち込む」。この手順に従えば，頸部が屈曲しないためにTLRを抑制できる。TLRが出なければ，腹臥位が容易にできる。頭部を持ち上げた状態で維持できるように訓練を続け，TLRが出なくなれば，肘立て位の練習を行う（**写真Ⅲ-1**）。肘立て位に持ち込めるようになれば，やはり介助者が下顎部を支えるように手で介助しながら，頭部の支持が可能となるように練習を続ける（**写真Ⅲ-2**）。介助者の手による誘導は子どもの反応に合わせ，強引に行わない。

写真Ⅲ-3 肘立て位の自主練習（枕を使用）

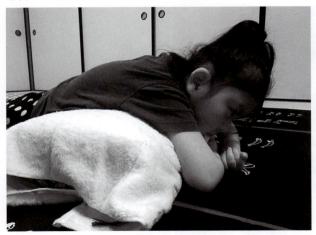

写真Ⅲ-4 腕立て位の介助

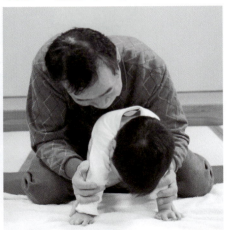

　TLRが出ない子どもは，肘立て位で，胸部に枕やクッションなどを入れて頭部を持ち上げやすくし，自分で繰り返し練習できるようにしていく。このときの枕やクッションなどは，肘を胸のほうへ引き込まないように，大きめの物を使うほうがよい（**写真Ⅲ-3**）。

　のちに獲得させたい寝返りは，「仰臥位→側臥位→腹臥位→側臥位→仰臥位」となる一連の動きであるので，腹臥位の苦手な子どもは，寝返りが遅れる傾向がある。腹臥位や肘立て位は，寝返りの準備でもあるので，早くから慣れさせておきたい。

2. 腕立て位でのヘッドコントロール

> ねらい：①腕立て位の獲得，②首の安定，③緊張性頸反射（TNR）の抑制と改善

　健常児では，腹臥位が可能になると，自分で肘立てを行い，その後に腕立て位の練習を行っている。

　腕立て位の指導は，肘が屈曲しないように軽く肘関節を支えて行う（**写真Ⅲ-4**）。肘関節の屈曲は一方向のみのため，軽い介助で行えるはずである。腕立て位を保ちながら，子どもが頭を上げたくなるような声かけや環境を設定する。

　非対称性緊張性頸反射（ATNR）は，顔が向いた側の上肢が伸び，後頭部側の上肢が曲がる原始反射で，これがいつまでも残っていることによって，腕立て位の姿勢の際に顔を左右に動かすと，顔の向いた反対側の上肢が曲がり倒れてしまう。これを改善する必要があるため，その抑制には腕立て位が非常によい訓練手段となる。

　※腕立て位をとらせようとしても肘関節が伸びない子どもには，肘関節のストレッチを十分に行う必要がある（Ⅱ章，p34〜35参照）。また，腕立て位をとらせたときに手部が掌屈したら，背屈に誘導する（必ずしも手掌を開かせる必要はない）。誘導することができない子どもには，手関節のストレッチを十分に行う必要がある（Ⅱ章，p36〜37参照）。

【緊張性頸反射(tonic neck reflex;TNR)】

原始反射の一つ。TNRには2種類あり,以下の2期に分けて出現する。

①非対称性緊張性頸反射(asymmetric tonic neck reflex;ATNR)

　生後すぐから現れ,生後4～6カ月頃までに消失する。頭部と体幹を正中線に沿って対称的に仰臥位に寝かせた後,頭部を一側に向けると,顔の向いている側の上下肢が伸展し,後頭部側の上下肢が屈曲する。フェンシングをするような姿勢。

②対称性緊張性頸反射(symmetrical tonic neck reflex;STNR)

　生後6～8カ月頃に出現し,11カ月頃に抑制されはじめる。原始反射の一つと考えられている。頸部が後屈すると上肢が伸展し,下肢が屈曲する。頸部が前屈すると上肢が屈曲し,下肢が伸展する。

　原始反射は一般的に発達とともに消失し,再び出現することはないが,脳の病変・外傷などにより現れることがある。

3. 寝返りができるようにしよう

ねらい:①寝返りの獲得,②背筋と腹筋のコントロール

「腹臥位→肘立て位→腕立て位」と進み,顔が左右に動かせるようになり,上肢のコントロールも向上してきた子どもにとって,寝返りの獲得は,自ら身体を動かし,目的地まで移動する手段となる。寝返りでは,背筋と腹筋のコントロールを訓練する。

寝返りの指導は,以下の二段階で行うとよい。

①仰臥位から進みたい方向に顔を向けさせ,同じ側の上肢を耳のそばまで挙上させる。反対側の下肢の股関節と膝関節を屈曲させて,股関節を内転させていく。このときに,もう一方の上肢が進みたい方向へ向かうとよりスムーズになる。これで側臥位から腹臥位になることができる(**写真Ⅲ-5**)。

②腹臥位から,進みたい方向の上肢を耳のそばで挙上し,頭を持ち上げるようにしながら,顔を進みたい方向の反対側に向ける。進みたい反対側の肩峰(肩先)を持ち上げるようにし,上半身を反らせぎみにする。反る際に上肢が肘立て位となって押し上げてもよい。上半身が反るにしたがい腸骨(骨盤)も回旋に入り,背臥位になる(写真Ⅲ-5)。

以上,左右どちらからでもできるようにしたい。

四肢の左右の障害の状態が大きく異なる場合は,一方向の寝返りしかできないこともある。

寝返りの訓練を行う際には,子どもが,自分の身体がどのような状態になっているのか,その変化を感じ,イメージできるように必ず声かけを行う。

健常児でも,寝返りを行う時期は生後5～8カ月と,かなりの個人差がある。例えば,冬は衣類をたくさん着せるために動きが鈍くなり,寝返りが遅れる。また,

写真Ⅲ-5　寝返りの練習

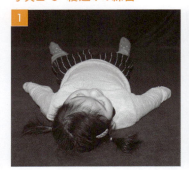
仰臥位

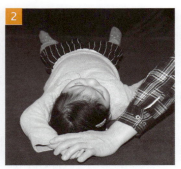
子どもの進みたい方向の上肢を耳のそばまで挙上させる

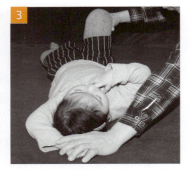
反対側の下肢の股関節と膝関節を屈曲させる

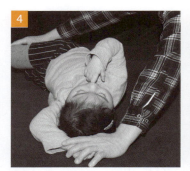
股関節を内転させていく

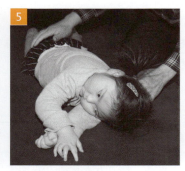
側臥位から腹臥位へ

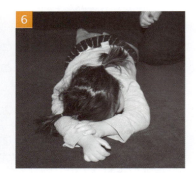
腹臥位

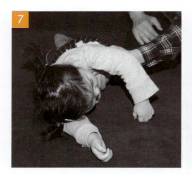
腹臥位から，子どもの進みたい方向の上肢を耳のそばで挙上させる

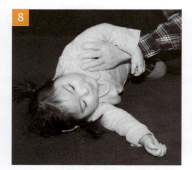
肩峰（肩先）を持ち上げるようにし，上半身を反らせぎみにする

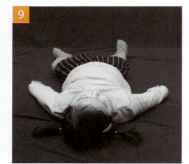
仰臥位へ

　仰臥位中心で過ごしている子どもでは，腹臥位の経験が少ないために，寝返りにつながりにくく遅れるといったことがある。そのような季節性や志向の理由も知っておき，訓練や評価を考慮していく必要がある。

4. 持ち込み坐位

> ねらい：①体幹を起こすことに慣れる，②バランス感覚の向上，
> 　　　　③坐位姿勢での頭部保持

写真Ⅲ-6 ひとり座り
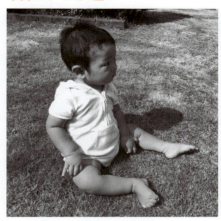

写真Ⅲ-7 あぐら坐位
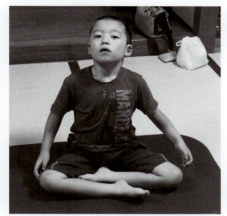

写真Ⅲ-8 正座
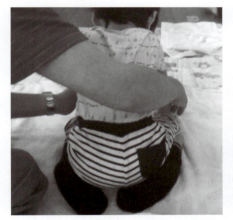
足先が内を向き，殿部が足の上に乗っている状態

写真Ⅲ-9 割座
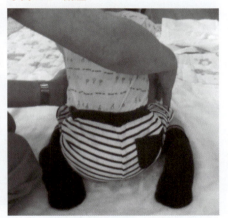
正座と異なり，殿部が足の間に落ちている状態

　これまでの「腹臥位→肘立て位→腕立て位→寝返り」とは異なり，坐位の練習は，脊柱に多くの加重がかかり，体幹を起こすことを経験する最初の姿勢である。健常児では，持ち込み坐位は生後6カ月頃までに行えるようになる。
　床に座ることができるかできないかは，生活全般に大きく影響し，その後に獲得したい四つ這いなどの運動能力ともかかわってくるので，非常に大切である。
　一般に乳児の坐位を，ひとり座り（**写真Ⅲ-6**）という。これは，下肢が身長に対して短いためにとりやすい姿勢で，成長とともに下肢が長くなると，あぐら坐位（**写真Ⅲ-7**）が中心になっていく。そのほかに筆者らが奨励している坐位は，正座（**写真Ⅲ-8**）と割座（**写真Ⅲ-9**）である。反対に，横座り（**写真Ⅲ-10**）やとんび座り（**写**

写真Ⅲ-10　横座り　　　　　　　　写真Ⅲ-11　とんび座り

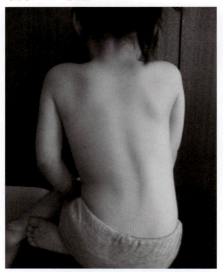
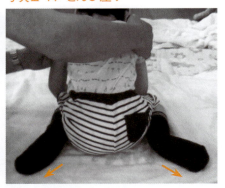

殿部が足の間に落ち，足先が外に向いている状態

長期的にみて側彎になる傾向が強い

真Ⅲ-11）は行わないほうがよい。指導者によっては，横座りを指導する場合があるが，この坐位姿勢で長期的に座っていると側彎になる傾向が強いので，筆者らは行っていない。また，とんび座りでは，股関節が内転・内旋となるので，痙性に伴って，股関節の可動域に制限のある子どもは避けるべきである。

　持ち込み坐位が可能になれば，自力坐位が目標となる。健常児の自力坐位は，まず「腹臥位から殿部を持ち上げ→次に腕立て位で体幹を持ち上げ→ひとり座り」となる。そして，この次の段階として，上肢を使った四つ這いを獲得する。この四つ這いの獲得に至る一連の動作の出発点は，床上での坐位の獲得であることを忘れてはならない。

　以上のような発達の順序をふまえ，腕立て位で獲得した上肢伸展支持を利用して，あぐら坐位・割座・正座に慣れさせる。坐位姿勢では，頭部を挙上させることが大切である。うつむくことはあってもよいが，テレビや絵本・DVDなど，本人の興味に応じて，頭部挙上を保持しようとする意欲を引き出せるような環境を設定したい。

　手で床を支えて坐位が可能になれば，片手に玩具を持たせたりして，片手でも支えられるようにする。そして，両手を床から離しても坐位バランスが保てるようになるまで継続して指導していく。

　　※あぐら坐位で大腿部が内転してしまい股関節の開排ができない子どもには，股関節のストレッチを十分に行う必要がある（Ⅱ章，p38～43参照）。また，正座や割座をさせようとしても，足関節が背屈してしまう子どもは，正座や割座はできないので，足関節のストレッチを行う（Ⅱ章，p45～46参照）。
　　※持ち込み坐位の練習に入れば，スタビライザーでの股関節や体幹筋の強化とバランス訓練を併用したい（「第Ⅳ章」参照）。

ここで述べたⅠ期についての訓練は，その後の運動機能獲得に大きな影響を及ぼす。まだ獲得できていない目標があれば，年齢に関係なく，段階を追って根気強く継続した訓練を行い，獲得できるようにさせたい。そのことが，運動障害児（者）の生活を広げ，二次障害の予防にもなる。

すべての子どもによりよい人生を送ってもらうためには，正しい方法で訓練し，本人の努力（自主練習を含む）に期待することも必要である。「がんばらせてはいけない」と主張する指導者もいるが，運動機能は反復練習により獲得できる。また，脳性まひ児が自分なりに動こうとするとき，望ましくない姿勢をとることもあるが，筆者らは「不良パターンにこだわらない」という方針のもとで訓練を行ってきた。そして，誤学習があればそれを修正し，本項で述べてきた姿勢や動きを獲得させることが，子どもの生活をよりよいレベルで維持することにかかわっていると考えている。

③　Ⅱ期：持ち込み坐位→肘這い→自力坐位→四つ這い移動（尻這い・いざり這いを含む）

Ⅱ期は，子どもの行動範囲を広げるとともに，Ⅲ期の「立つ」ことにつながる訓練である。

1. 持ち込み坐位

p56参照。

2. 肘這い

肘這いは，運動機能を促進することになるので，一般的には大切な能力であるとされている。

しかし，筆者らは，持ち込み坐位の獲得と自力坐位の獲得の中間にある運動機能としてみている。そのため，肘這いを目標とした訓練はしていない。それは，後述するLS-CC松葉杖訓練法（LS-CC法）のクローリングカー（CC）での手歩きと，松葉杖訓練で手足の交互性を練習することにより獲得できる移動手段であるためである（Ⅳ章参照）。

3. 自力坐位

寝返りや肘這いで動いていた子どもが，四つ這いやいざり這いで動くことで，目線の位置が高くなり物がよく見えるようになる。この時期には，家庭内の多くの物に興味をもち，いたずらが多くなる。この移動手段を獲得するためには自力坐位の獲得が前提となる。健常児では生後8〜10カ月頃にみられる。自力坐位が可能になると，介助の負担がかなり軽減される。

生後5〜8カ月頃の乳児の自力坐位と高齢者の自力坐位の方法は，非常に似ている。まず「腹臥位になり→尻を持ち上げるようにしながら→上肢で身体を支え→正座や割座になる（**写真Ⅲ-12**）」。

写真Ⅲ-12　自力坐位までの過程

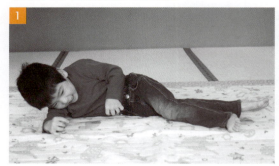
側臥位から腹臥位になる

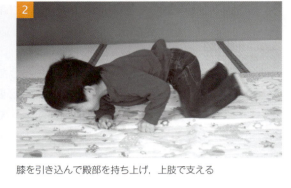
膝を引き込んで殿部を持ち上げ，上肢で支える

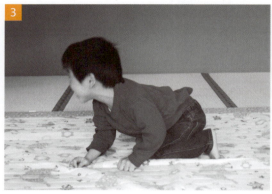
上体を起こす

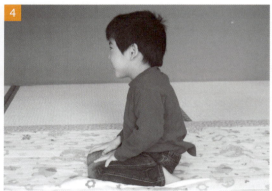
正座や割座の姿勢へ

　　自力坐位になれない多くの子どもは，殿部を持ち上げられない。殿部を持ち上げるためには股関節が屈曲しなければならないが，これができないのである。したがって，股関節の屈曲を習得させることがポイントになるが，かなり難しい。他動的に股関節を屈曲させるだけでは，子ども自身がつくりだす動きには結びつきにくい。筆者らは，腹臥位から股関節を屈曲させ，身体を支持することを習得させる方法として，松葉杖訓練を行っている（後述）。松葉杖訓練で四点歩行を行わせる際，手足を交互に出させる。この訓練をとおして下肢を随意的に出すことができるようになれば，股関節が屈曲できるようになっている。筆者らが早期から松葉杖訓練を行っている大きな理由は，股関節の屈曲を習得させたいためである。

　　松葉杖訓練によって股関節が屈曲できるようになれば，腹臥位で下腹部をくすぐりながら誘導すると，股関節が屈曲し，殿部が上がってくる。次に，腸骨の前面を介助すると，正座や割座の姿勢がとれるので，上肢で上半身を持ち上げるように促すと，正座や割座の姿勢になることができる（**写真Ⅲ-13**）。

　　これとは別に，仰臥位から側臥位になり，側臥位で下側になった上肢の力で体幹を押し上げる方法もあるが，この方法では横座りになりやすく，次の四つ這い指導が難しくなる。前述したように，横座りは脊柱の側彎に結びつく可能性が懸念され

写真Ⅲ-13 股関節が屈曲しにくい場合における自立坐位までの過程

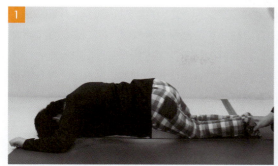
1
股関節が屈曲しにくい

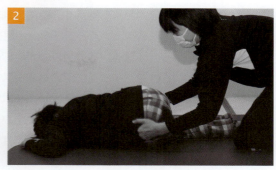
2
下腹部をくすぐると股関節の屈曲が誘発できる

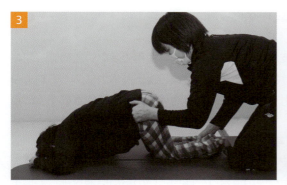
3
殿部が持ち上がる

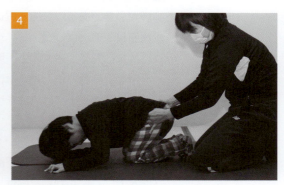
4
腸骨前面を介助する

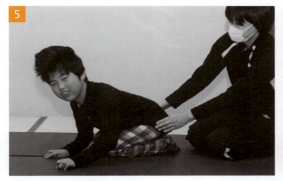
5
正座や割座の姿勢になれる

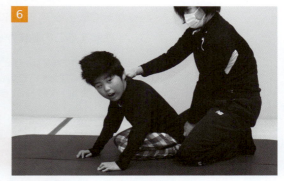
6
正座の姿勢へ

るので，どの方法で練習させるかはよく検討すべきである。

　片まひ児では，殿部を持ち上げての自力坐位は難しいことがあるので，側臥位からの自力坐位を指導することもある。

　※自力坐位になろうとするとき，肘関節が伸びない子どもには，肘関節のストレッチを十分に行う必要がある（Ⅱ章，p34～35参照）。また，自力坐位になったとき，手部が掌屈してしまう子どもは，背屈になるように誘導する。簡単にできない子どもには，手関節のストレッチを十分に行う必要がある（Ⅱ章，p36～37参照）。

4. 四つ這い（尻這い・いざり這い）

　自力坐位を獲得するための訓練の中に「四つ這い位」が含まれている。「四つ這い位」でバランスを崩さず，手足を交互に動かすことができれば，四つ這いができたことになる。自力坐位が可能であれば，体幹のバランス維持が確かになったといえるので，四つ這いでのバランス維持も容易にできるはずである。あとは，手足を動かす順序を間違わずに行えるようになればよい。この動きも松葉杖訓練を繰り返し行うことにより，効果的に学ぶことができる。

　片まひ児では，上肢の支持性や下肢の動かし方が十分でないため，四つ這いを獲得できないこともある。この場合は，尻這いやいざり這いを獲得させるよう，健側の上下肢の機能を十分に引き出し，バランス感覚を向上させ，身体を有効に使わせる訓練が必要である。なお，尻這いやいざり這いには，以下の2つの方法がある。

①横座りでのいざり這い

　　片まひ児で，患側の上下肢が使用しにくかったり使用できないために，やむを得ない移動方法と考えなければならない。健側の上下肢の力によって動くわけであるが，上肢は身体を引くように，下肢は身体を押すように移動することになる。

②ひとり座りでのいざり這い（**写真Ⅲ-14**）

　　二分脊椎症児のように下肢の動きが十分でない場合，自分でこの移動方法を学んでいく。しかし，脳性まひ児の場合は，四つ這いの指導時期を逃してしまったり，指導がうまくいかなかった場合に獲得してしまう方法である。ひとり座りかあぐら坐位で，左右の上肢で身体を持ち上げるようにしながら，尻をずらして移動するこの動作から，四つ這いを習得させることは非常に難しい。

※四つ這いで肘関節が伸びない子どもには，肘関節のストレッチを十分に行う必要がある（Ⅱ章，p34〜35参照）。四つ這いで手部が掌屈してしまう子どもには，手関節のストレッチを十分に行う必要がある（Ⅱ章，p36〜37参照）。

---

④　Ⅲ期：つかまり立ち→伝い歩き→独歩

　独歩を目標にした場合，つかまり立ち・伝い歩きは，どうしても習得させたい目標である。逆に，つかまり立ち・伝い歩きを習得しているのであれば，独歩を目標にしたい。健常児では，つかまり立ち・伝い歩きは，生後10〜14カ月頃にみられる。

　つかまり立ち・伝い歩きは，上下肢の機能がよくなく，バランスをとることが難しい運動機能障害児にとっては恐怖感を抱きやすい難しい課題である。環境を整え，安心して目標にチャレンジできる配慮が必要である。

1. つかまり立ち

　健常児が行うつかまり立ちの多くは，家庭のソファや座卓につかまって膝立ちになり，寄りかかるようにして，片膝立ちや両膝立ちから立ち上がるというものである。このとき，足関節が大きく背屈している点に注目したい。

写真Ⅲ-14　ひとり座りでのいざり這い

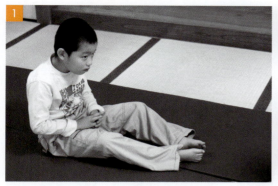

ひとり座り

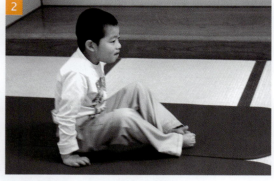

手を殿部のあたりにつく

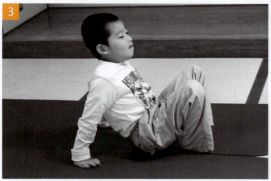

手と足に体重をのせて殿部を前方に移動させる

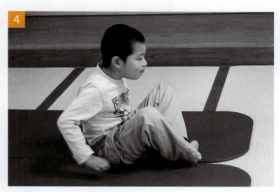

殿部で重心をとる

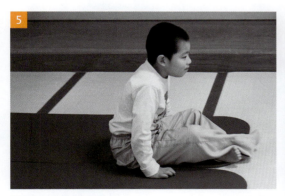

手を前方に置き換える

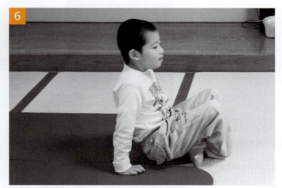

さらに前に進む

写真Ⅲ-15　徒手による床からの立ち上がりの訓練

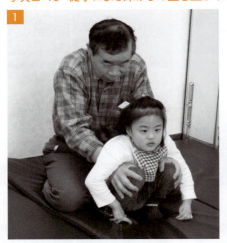
股関節が内旋しないように膝を支えて，しゃがみ位をとらせる

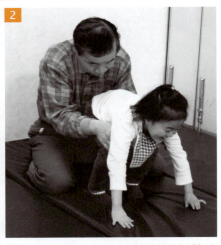
重心を前方に移すようにして殿部を持ち上げさせる

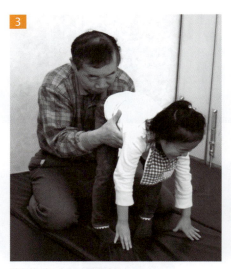
膝が伸びるように誘導する

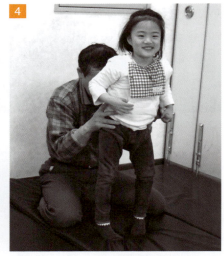
股関節も同時に伸ばすように促しながら立たせる

　しかし，脳性まひ児のように上下肢のいずれかに障害がある場合，健常児と同じようにつかまり立ちを行うことはできないため，以下の指導を行い，バランス感覚を習得させる必要がある（**写真Ⅲ-15**）。

①子どもの背面から介助して，膝を支えてしゃがみ位をとらせる。そのとき，介助者に寄りかかる姿勢になり，体重を預けようとするのを，子どもの下肢に体重がのるように誘導して支える。その際，股関節が内転しやすいので，内転しないように注意する

②座り込んでいる子どもの両膝を軽く握るように持ち，重心を前方に移すようにして殿部を持ち上げさせる

③膝が伸びるように誘導しながら，股関節も同時に伸ばすように促す

④膝と股関節が伸びきると，立位の姿勢になる。このとき，重心が後方に移らないように注意して，下肢に重心を十分のせるようにさせる

立ち上がった姿勢から座るには，逆に③→②→①の順に行う。

このほかに，テーブルなどに手をついて立たせる場合もある。しかし，両まひの子どもは，下肢に体重をのせてバランスを保ちながら立つことが難しい。子ども自身が，上肢でテーブルを押すように立ち上がり，次に下肢で身体を支えることなくバランスを上肢でとることを覚えてしまうことがあるので，訓練・評価には注意が必要である。

また，子どもにつかまり立ちを指導する際，上肢を引き上げたり，体幹を持ち上げないようにしなければならない。立ち上がることを学べるよう，誘導するのがポイントである。

子どもの状態により，徒手によるつかまり立ちの訓練ができない場合に筆者らは，LS-CC法（スタビライザー，クローリングカー，松葉杖を使う）を行う（後述）。

※立位の訓練で，股関節が屈曲・内転・内旋する，膝関節が伸展できない，足関節が底屈（尖足）してしまう子どもには，それぞれのケースに応じたストレッチを行う必要がある。

2. 伝い歩き

伝い歩きの上達の順序は，「つかまり立ちで左右の足に体重移動ができるようになる→次いでカニのように横移動ができるようになる→やがて片手で物につかまりながら前方移動ができるようになる」というものである。

上下肢の運動機能がわるい子どもにとって，伝い歩きを行うことは大変難しいことであるが，これができなければ，次の段階へ進むことができない。筆者らは，この段階の指導を効率的にLS-CC法で行う（後述）。

徒手で行う指導は，以下のとおりである。

①子どもの後方から大腿上部を介助して，子どもの足を少し広げて立たせる（**写真Ⅲ-16-❶**）。このときの重心は，下肢にしっかりとのっているか，少し前方である。重心が後方にならないように注意する

②上記①の姿勢を維持しながら，片足に重心移動を行う。介助者が，介助者の片足を子どもの足部に当て，横にスライドするようにしながら，持ち上げるかのように他方の足に重心を移す。これを左右ともに行う（**写真Ⅲ-16-❷**）

③上記②ができるようになれば，子どもの足部に当てていた介助者の足で，子どもの足を床から上げて，しっかりと他方の足に重心をかけさせる。これを左右ともに行う（**写真Ⅲ-16-❸**）

以上の訓練により，左右への重心移動は行えるが，前方への移動は歩行器を使わなければできない。歩行器の指導では，特に，重心が後方にいかないように指導することが重要である。そのため筆者らが推奨するのは，ハンドル型で，後方から押すタイプの歩行器である。前方の車輪は前後に自由に動き，後輪の向きが自在に動くものを選ぶ（**写真Ⅲ-17**）。子どもの手の位置は，左右の乳頭を結ぶ線よりや

写真Ⅲ-16 大腿上部を介助しての重心移動

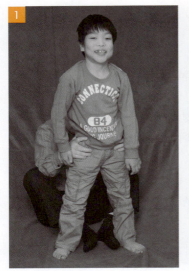
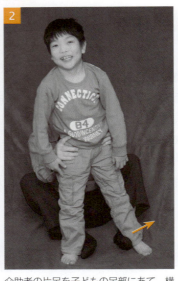
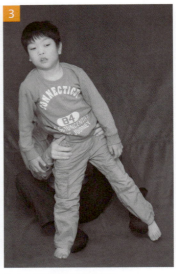

大腿上部を介助して足を少し広げて立たせる

介助者の片足を子どもの足部にあて，横にスライドするように，持ち上げるようにする

片方の足に重心を移させる

写真Ⅲ-17 推奨する歩行器（手押し車型）

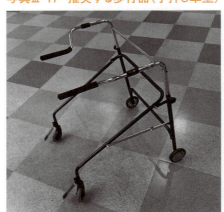

a：実物

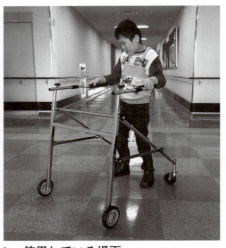

b：使用している場面

や低い高さである。つまり「頼れそうで頼れない状態」に訓練効果を期待しており，PCWの一般的な使用と比較すると，その使用方法は特徴的である。

　大人がついやってしまうことで，特に注意したいのが，少し伝い歩きができるようになった子どもを片手介助で歩かせることである。これをすると，子どもは，介助されている手に依存したほうが楽なので，下肢でバランスをとる努力をしたがらなくなる。ちょっとしたことのように思えるが，子どもが試行錯誤しながら目標に取り組む段階に入れば，逃げ場をつくらないことが大切である。

写真Ⅲ-18 介助歩行の際の手の位置

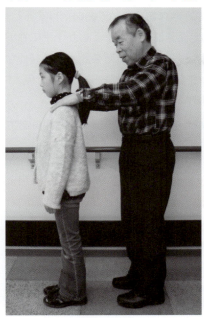
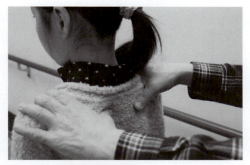

b：介助者の手の置き方

a：介助者の位置

※伝い歩きの訓練で，股関節が屈曲・内転・内旋する，膝関節が伸展できない，足関節が底屈（尖足）してしまう子どもには，それぞれのケースに応じたストレッチを行う必要がある。

3. 独 歩

　伝い歩きを経て独歩に至るわけであるが，独歩の訓練に入る時期の見極めは大変難しい。そのため，杖歩行や歩行器歩行を行っているうちに，独歩が可能な状態に達していることも珍しくない。筆者らが行っているLS-CC法では，松葉杖での歩行が四点支持二点歩行になった時点や，歩行器歩行で安定した歩行ができるようになった時点を目安にしている。指導上，特に注意する点は，バランスが後方へいかないようにすることである。

①**写真Ⅲ-18-a**のように立たせる。

②立っている子どもの両肩前面に介助者の母指を除く四指を当て，母指は肩に当て，子どもの動きを誘導する。このときの介助者の四指＋母指（補助指）は，重心が不安定になり倒れそうになった場合に，立て直しの基準（目安）となる（**写真Ⅲ-18-b**）。

③子どもの重心が前方へ移動するときに下肢が出る。このことを繰り返すのが，下肢の交互運動である。このとき大切なのがスピードのコントロールであり，うまくいかないと前方に倒れてしまう。介助者がスピードを調整しながら訓練を重ねていくことになるが，ここでは倒れることも経験させる。そして倒れたときは，必ず手で支えること（パラシュート反応）を習得させる。

　以上のように，独歩の訓練を進め，肩を介助する独歩が安定してきたら，初めは

2mくらいを目標に，介助者の誘導を減らした独歩をさせる（基本的に肩を介助する）。目標位置で保護者が見守ったり，子どもの好きな物を置いておいたりすると，子どもは努力することができる。しかし，定めた距離は守り，子どもが上手に独歩しているからもう少し距離を延ばせそうだと思っても，目標位置を変えてはならない。目標位置が遠のくことは，独歩にチャレンジしている子どもに不安感を与え，独歩が嫌いになる原因になる場合があるからである。

※独歩の訓練で，股関節が屈曲・内転・内旋する，膝関節が伸展できない，足関節が底屈（尖足）してしまう子どもには，それぞれのケースに応じたストレッチを行う必要がある。

5 Ⅳ期：応用歩行

応用歩行といっても，その内容は多岐にわたる。健常児では，独歩開始後の生後14カ月頃から5歳前後まで，応用歩行の訓練に明け暮れているといっても過言ではない。

訓練目標として取り上げるのであれば，段差や階段昇降，後ろ歩き，横歩き，ジャンプ，片足立ち，ケンケン，スキップ，膝立ちや片膝立ちなどがあるが，ここでは，その中から代表的なものを取り上げる。

1. 段差や階段昇降

バリアフリー社会になったが，生活の中ではわずかな段差でも障害となり，まだ妨げになる状況がある。公共の場にはエレベーターやエスカレーターが完備されているが，スロープの斜度や幅，歩道の段差などでは，障害者にしかわからない不都合を感じるものも多々ある。そのような状況への対応を考えると，階段の昇降はできたほうがよい。

訓練としては，一段の段差から始めずに，階段昇降から入る。階段昇降ができるようになれば，段差にも対応できるようになっている。

まず，子どもに適した手すりの高さや階段の高さ・幅であるかを確認する。

段の高さは，子どもの膝下の長さ2/3程度が望ましい。1/3程度の高さでは低すぎて訓練にならない。段の奥行は25〜35cm程度でよい（**図Ⅲ-1**）。手すり

図Ⅲ-1 訓練に適する階段の高さと奥行

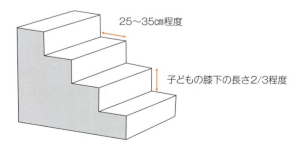

の高さは，子どもの臍部から乳頭部程度の高さが好ましい。左右の手で手すりを使用して練習するのがよいため，手すりが左右にあるとよい。

1) 階段を上がる練習（写真Ⅲ-19）

①昇降は，まず上がることから始める。下りるほうは，下方が見えて恐怖感をもつ子どもがいるからである。

②介助者は子どもに不安感を与えないように，後方に位置する。上がることに慣れるに従い，介助者は，子どもの横に位置を変えてもよい。

③子どもの片手を手すりにつかまらせ，反対の手を介助する。最初の一歩は，手すり側の足で，1つ上の段にのせる。このとき，重心が後方にならないように注意しながら足に体重がのるように誘導する。そして，その足で体重を支え，身体を持ち上げるように指示する。足の力で身体を持ち上げるように指示しても，手すりを持った手で引き上げようとすることもあるが，できるだけ足で上がるように指導を繰り返す。手すりと反対側の足を引き上げて，手すり側の足と同じ段にそろえさせる。

以上の動作を繰り返して，上がることが上達したら，交互に足を運ぶ訓練に入る。

2) 階段を下りる練習（写真Ⅲ-20）

①下りる訓練では，介助者は子どもの前方に位置する。

②子どもが下りるのに慣れるにしたがい，介助者は横に位置してもよいが，下りるときは，下方が見えて怖がる子どもがいるので，子どもが慣れるまでは，前方での介助が望ましい。

③子どもに，手すり側の手で手すりを持たせ，反対の手を介助する。足は，介助している側の足から下ろさせ，前方に重心がいきすぎず，後方にも残りすぎないように注意しながら，下ろした足に体重がのるように誘導する。下ろした足で体重を支えさせ，手すり側の足を下ろさせ，同じ段に両足をそろえさせる。

以上の動作を繰り返し，下りることに慣れたら，交互に足を下ろす訓練に入る。

3) 階段昇降の応用

①昇降が上達してきたら，介助は子どもの横から行う（写真Ⅲ-21）。

②横からの介助での昇降が安定すれば，子どもが手すりを持たずに，片手介助での昇降を練習させる（写真Ⅲ-22）。もし，昇降のどちらかだけが上達した場合は，上達したほうから，片手介助の訓練へ移行する。

③片手介助での昇降が上達したら，介助を手から肩に移し，独歩訓練のときと同様に介助を行う（写真Ⅲ-23）。時には，一人での昇降を練習させ，習得の状況を評価する。このときには，子どもが恐怖感をもたないように，常に見守っているという安心感を伝えることが大切である。

こうして階段昇降ができるようになると，段差に対しても十分対応できる力が身

写真Ⅲ-19　階段を上がる練習

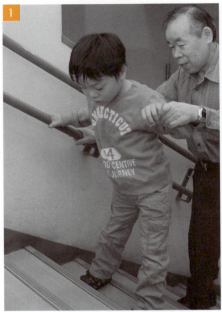

介助者は子どもの後方に位置し，片手を手すり，反対の手は子どもの手を支える

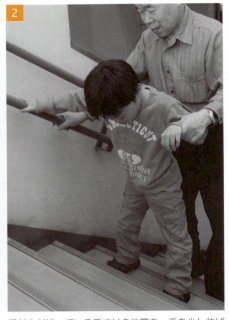

子どもが持っている手すりの位置を，手を少し伸ばして一段上あたりにずらす

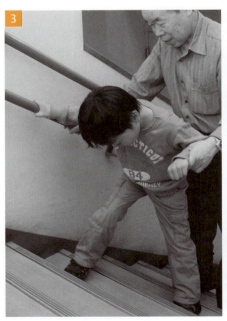

手すり側の足から上がる

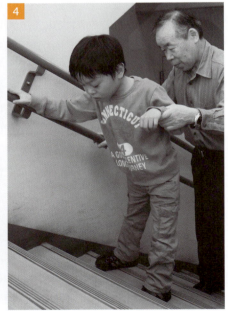

次に反対の足を上げて，先に上げた足のある段にそろえて，一段ずつ上がる

写真Ⅲ-20　階段を下りる練習

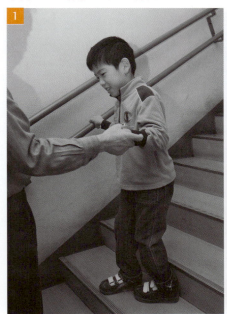

介助者は子どもの前に立つ

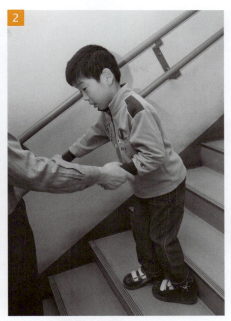

子どもの手すりを持つ位置を一段下あたりにずらす

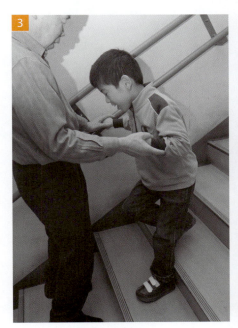

手すりと反対の足から下りる

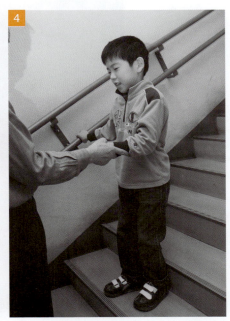

手すり側の足を下ろし，先に下ろした足のある段にそろえて，一段ずつ下りる

写真Ⅲ-21　横からの介助（上り）

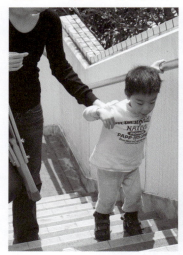

写真Ⅲ-22　手すりを持たずに片手介助

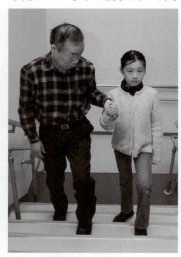

片手を介助して，手すりを持たずに階段を上る

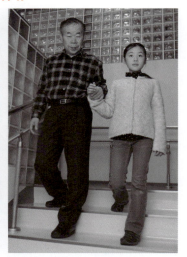

片手を介助して，手すりを持たずに階段を下りる

写真Ⅲ-23　手すりを持たずに肩を介助

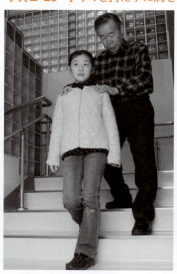

肩を介助して，手すりを持たずに階段を下りる

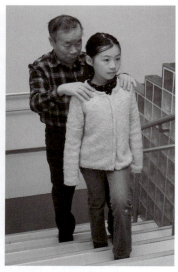

肩を介助して，手すりを持たずに階段を上る

についている。階段昇降の訓練では，実生活で役立つように，手すりや壁に頼ることなく自力で階段昇降ができることを最終目標にしたい。例えば，階段昇降の初期の訓練で，両手で手すりを持って，横向き（カニ歩き）で昇降する訓練（**写真Ⅲ-24**）を行わせる場合があるが，この横向きの昇降は，最終目標には結びつきにくい。本項で述べた手順で階段昇降の訓練をさせるほうが，結果的に最終目標に到達する早道である。ただし，別の目的で，横向きでの階段昇降を習得させる場合は，この限りではない。

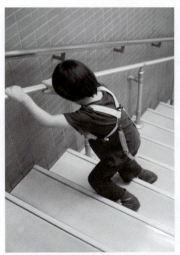
写真Ⅲ-24　横向き（カニ歩き）の昇降

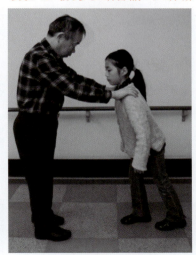
写真Ⅲ-25　後ろ歩きの練習（前からの介助）

2. 後ろ歩き

　前向きの歩行が可能になり，手すりを使用して階段昇降ができるようになれば，後ろ歩きの訓練を開始する。この訓練には，前方からの介助と後方からの介助の2つの方法があるが，どちらでも効果には差がない。

　①前方からの介助は，子どもの前に立ち，手を握るか肩を持つかして，子どもに後方に進むように指示する（**写真Ⅲ-25**）。

　②子どもが自分で下肢を後ろに引くことができない場合，後方へ足を出させたい側の手か肩を押すようにして後ろに歩かせる。

　③後ろに歩くことが上達するにしたがい，介助量を減らしていく。

　④後方からの介助は，子どもの後ろに立ち，子どもの肩を介助して，後方へ足を引くように指示する。

　⑤子どもが自分で足を後ろに引くことができない場合は，後方へ足を出させたい側の肩を引くようにして後ろに歩かせる。

　⑥後ろに歩くことが上達するにしたがい，介助量を減らしていく。

　後ろ歩きの最終目標は，声かけや見守りだけで後ろ歩きができるようになることである。

3. 横歩き（**写真Ⅲ-26**）

　段差や階段昇降は，歩行が可能になったらまず行いたい訓練である。しかし，後ろ歩きの訓練と横歩きの訓練のどちらを優先するかは，その子どもの状態により異なる。

　子どもにも運動機能の得手不得手や好き嫌いがあり，比較的得意なほうから取り組ませ，苦手な目標を克服していくほうが，子どもの意欲の向上や自信につながりやすい。

写真Ⅲ-26 横歩きの練習

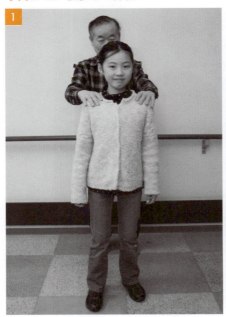
後ろからの介助で立つ

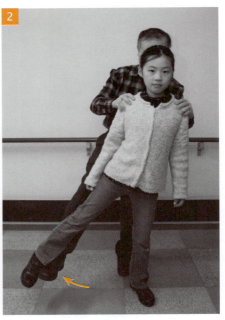
片足に重心を移動し，反対の足を介助で広げながら持ち上げる

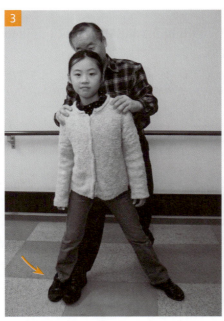
そのまま下ろす

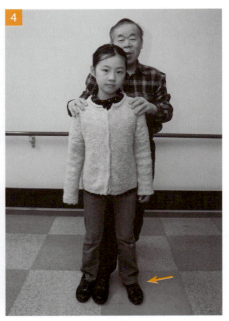
下ろした足に重心を移すと反対の足がそろう

横歩きの訓練も，前方からの介助と後方からの介助の2つの方法があるが，どちらでも効果には差がない。ここでは，子どもの右側方に横歩きする方法を述べる。

　①子どもの前か後ろに立ち，両肩を介助する。

　②左足に重心を移動して，右足を持ち上げ，右足を右側方に広げ，そのまま下ろす。このとき，子どもは自力で右足を持ち上げたり広げたりできないので，介助者の足で子どもの右足を誘導する。向き合っている場合は介助者の左足で，後方からであれば介助者の右足で誘導する。

　③そして，右足に重心を移動すると，左足が右足にそろう。これは介助者が誘導しなくても，自分で行えることが多い。自分でできないときは誘導する。

　以上を繰り返し，同じように左側方への横歩きも練習させる。上達するにしたがい，下肢の誘導を徐々に減らす。下肢の介助がなくても行えるようになれば，肩の誘導も減らし，一人で行えるようにさせる。

　ここで注意することは，立位やバランス移動の際，子どものバランス訓練の上達を見極めて，徐々に誘導を減らしていくことである。常に誘導していると，いつまでたってもできるようにならない。

4. ジャンプ

　ジャンプは，縄跳びやケンケン，スキップなどの基礎となる運動である。ジャンプができるようになると，社会生活では喜びを表すときに身体を使った表現が可能になる。

　ジャンプの訓練は，どのような靴を履いて行うかでずいぶんと異なるので，その子どもの身体の状態に応じて適切なものを選ばなければならない。ふだんから短下肢装具（Short Leg Brace；SLB）を使用しているのであれば，そのまま短下肢装具で行う。市販の運動靴のほうが軽くて行いやすいかもしれないが，市販の運動靴には短下肢装具のような下肢への支持性保護はない。ほかに，長下肢装具（Long Leg Brase；LLB）があるが，長下肢装具でこの訓練を行うことは無理である。

　訓練は，段差から飛び下りることから始めてもよいし，最初からジャンプを教えてもよい。

　①子どもの後方に立ち，両脇に介助者の手を差し入れ，子どもに股と膝を少し屈曲するように指示する。

　②次に，屈曲した股と膝を速い速度で伸ばすよう指示し，子どもが伸ばそうとするのに合わせて，両脇を持ち上げるように介助する。着地したとき，下肢が伸展位になっていることが多いが，初期には注意する必要はない。子どもが徐々にジャンプのコツを覚えていけば，介助量を減らしていく。

　③飛び上がる感覚を覚えたら，着地したときに，股や膝を屈曲することを指導する。

　④着地したときに，股や膝が屈曲できるようになれば，休まずにそのまま股や膝を速い速度で伸ばすよう指導する。これがうまくできると，連続ジャンプが可能となる。

MEMO

第IV章

LS-CC松葉杖訓練法の実際

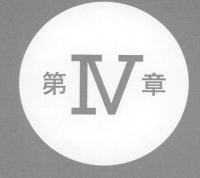

1 LS-CC法に必要な道具・装具とその作製

*1：これまで，「脳性まひのための早期松葉杖訓練法（略称LS-CC法）」としてきたが，近年，略称のほうが使われることが多く，本書では「LS-CC法」を用いる

本章では，「立つ・歩くことを考えた脳性まひ児のリハビリテーション」として，スタビライザー，クローリングカー，松葉杖を使用したLS-CC松葉杖訓練法*1（LS-CC法）について述べる。

スタビライザーとは，「LS-CC法」のLSにあたる安定板付き長下肢装具（Long Leg Standing Stabilizer；LS）のことである（**写真Ⅳ-1**）。

クローリングカーは，「LS-CC法」のCCにあたる四つ這い補助車（Crawling Car；CC）のことである。一般に，クローラー（Crawler）と呼ばれているが，この訓練法の名称を考える際，言いやすさを考慮してクローリングカーと呼ぶことにした（**写真Ⅳ-2**）。

松葉杖は一般によく知られているものであるが，LS-CC法では特徴的な使い方をしている（**写真Ⅳ-3**）。

LS-CC法に必要な道具と装具は以下のものである。

①LS（写真Ⅳ-1）
②CC（写真Ⅳ-2）
③松葉杖：横木の上は真っすぐではなく，三日月状の受けにする（写真Ⅳ-3）
④短下肢装具（SLB）（後述）や靴（市販品）
⑤紐など：松葉杖訓練初期には，腋下から松葉杖が離れないように紐を用いたたすき掛けを行う。また，手の握りが弱い場合，紐を使って固定する（後述）。

2 LS-CC法の開発のきっかけとなった松葉杖訓練

LS-CC法は，運動障害児に対する有効な訓練法の一つである。年齢的には，2歳前後から適応される。これは，次のような例を経験したことから実践を重ね，完成させた方法である。

筆者（坂根）が勤務していた当時，東京都立北療育園（以下，北療：現在の東京都立北療育医療センター）の入園部門は，3歳児から単独で入園を受け入れており，機能的には，四つ這いやつかまり立ちなどが可能な子どもたちもいた。その子どもたちに対する訓練内容として，ごく一般的には，関節可動域訓練，介助での立位，しゃがみ立ち上がり訓練，片膝立ち，平行棒あるいは歩行器を利用した歩行訓練，肩や腰部を介助した歩行訓練を行っていた。このような訓練を受けて，2～3年経って退園するのであるが，機能的にみて目覚ましい進歩がみられないのがふつうであった。訓練技術の無力さを歯がゆく思ったものである。

そんなあるとき，四つ這い・伝い歩きが可能な4歳のA君が，訓練室に置いてあった松葉杖を持ちだして遊んでいたので，通常の使い方を教えてみたところ，あまりいやがらなかったので，その後も1日40分～1時間以上，週3～4日以上を目安に継続して練習させた。その結果，3～4週間後には，介助なしに，そばで見守るだけで，訓練室内を4～5m歩けるようになった。3カ月後には，訓練室で，一

写真Ⅳ-1　LS（安定板付き長下肢装具）

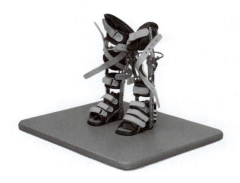

写真Ⅳ-2　CC（クローリングカー）

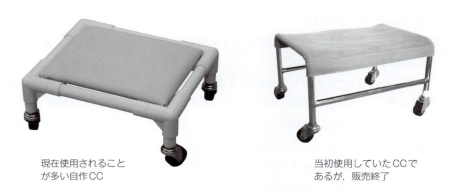

現在使用されること
が多い自作CC

当初使用していたCCで
あるが，販売終了

写真Ⅳ-3　松葉杖とLS-CC法による松葉杖

三日月状に加工してある

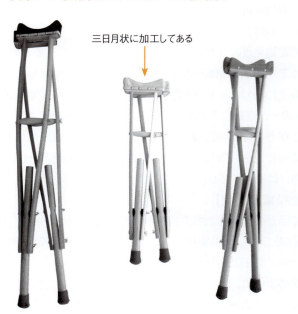

人で松葉杖歩行ができるようになり，半年後には，居室から訓練室までの約30m を同様に松葉杖で歩けるようになった。そして，約1年後には独歩を開始した。また結果的に，特に訓練内容として取り上げなかった膝歩きが上手になっていたのである。

　この例をきっかけとして，Ａ君よりも機能的にやや劣る子どもや知的能力の低い子どもなど数人に試してみると，どの子どもも2年前後で施設内を松葉杖で歩くことが可能になった。そして，両手両足が同時に屈曲・伸展する状態であった四つ這いが改善され，手足の交互性がみられるようになった。さらには膝立ちが安定し，膝歩きが可能となった。このような動作の向上により，坐位の姿勢がよくなり，椅子坐位が安定した。訓練目標として取り上げていなかったことが上達し，松葉杖訓練を行ったことで運動機能の著しい伸びがみられたことは注目に値した。常に少ない訓練時間に不満を抱いていた筆者らにとって，この事実は貴重な経験であった。

　その後，Ａ君と同じ痙直型以外に，アテトーゼ型・失調型・混合型の子どもたちにも松葉杖訓練を実施した。下肢関節に強度の拘縮のある子どもや重い知的障害のある子どもを除いて，Ａ君と同様な結果を得た。この実践をとおして，筆者らは「新しい訓練観」をもつに至った。

　それは，Ａ君たちよりも機能的に重度な子どもたち（寝返りや腹這い移動は可能であるが，自力坐位は不可）の自力坐位や四つ這い獲得のために，松葉杖訓練が役に立ちはしないかという考えである。つまり松葉杖訓練によって，体幹や下肢筋力の増強，上肢と下肢の交互性の上達が促され，その結果，自力坐位や四つ這いに結びつくのではないかと考えたのである。実際に試してみると，両脇を介助して立たせたときに立位がとれる場合は，松葉杖訓練が可能であることがわかった。松葉杖訓練は最初，腋下に頼るようにして下肢の支持性が出るまではつらそうにする子どももいる。しかし，継続して行い，介助者の適切な誘導があれば，すぐに慣れる。そして，1〜2年後，自力坐位・四つ這いが可能になっていた例が多かった。また，自力坐位はできないまでも持ち込み坐位が安定していた。

　四つ這いは，ヒトの運動発達のなかで一つの重要なポイントであると説く医師は多い。この考えに立って，松葉杖訓練の意義を考察してみると，松葉杖での歩行は，四つ這い動作の延長線上にあり（右手→左足→左手→右足→右手…の順に動かすことから），さらに体重の一部を杖に委ねてはいるものの，足底は床に着いて立位姿勢をとっている。したがって，四つ這い動作よりも高度であると考えられる。また，神経学的・運動学的に考えても，関与する中枢神経・筋・関節は松葉杖歩行のほうが四つ這い動作よりも，はるかに多い。

【松葉杖歩行訓練と松葉杖訓練】

　上述したＡ君やそのほかの子どもたちの指導から得た経験をとおして，筆者らはLSとCCを用いて身体をつくり，松葉杖によってバランスと動きを訓練する方法を見出した。そして，多くの子どもたちにこの訓練法を行った。

　しかし，当初のＡ君のように，自力坐位や四つ這い・つかまり立ちができている子どもたちに行う訓練と，その後に行うようになった中度・重度の子どもたちへの

訓練が，他人からは同じ松葉杖訓練に見え，誤解されることが増えてきた。そこで，同じようにみられる松葉杖訓練を，松葉杖を使った訓練として，以下の2つに分けて説明することにした。

> **松葉杖歩行訓練**：すでに自力坐位ができており，四つ這いや尻這い・いざり這いを行う子どもたちに，松葉杖歩行や独歩をめざして行う松葉杖訓練を「松葉杖歩行訓練」と称した
>
> **松葉杖訓練**：寝返りや持ち込み坐位はできるが，自力坐位ができなかったり，四つ這いができない子どもに行う松葉杖訓練を「松葉杖訓練」と称した。松葉杖訓練を行っている子どもで自力坐位が可能となり，四つ這いが可能となっても同じように訓練を続けることがあり，松葉杖訓練から松葉杖歩行訓練に移行することは多々ある

　この松葉杖歩行訓練と松葉杖訓練との組み合わせによって，それまで伸び悩んでいた子どもたちの運動機能の向上がみられるようになった。特に片まひ，失調型，軽度〜重度の痙直型，アテトーゼ型，混合型などのまひ型を中心に，多型にわたり成果を上げることができた。

③ LS-CC法の各訓練（LS，CC，松葉杖）

　ここではLS，CC，松葉杖を多目的に積極的に使うLS-CC法の各訓練について解説する。それぞれの訓練には5段階の評価基準をもうけ，1〜5度として示した。現在の評価の1つ上の評価が次の目標となる。

　本書では，2014（平成26）年に改定した評価基準をもとに，各訓練について述べる。ここではLS，CC，松葉杖をどのような目的でどのように使用するのかを記す。

1. LS訓練

1）LSの価値の見直し

　1960年代の北療では，すでにこのLSを立位補助器具として使用していた。当時の使用法は，基礎訓練を30分程度行ってから，子どもへのご褒美として立位をとらせる目的でLSを5〜10分程度使用するものであった。前にテーブルを置いて玩具で遊ばせる程度の，今にして思えばお粗末な利用法であった。LSの価値がわかっていなかった。

　あるとき，筆者らは，子どもの前方の床にボールなどを置いて，それを拾わせて投げさせることを思いつき，遊びを取り入れた訓練を始めた。これにより，股関節の屈曲や伸展の訓練を行わせたわけである。さらに，長下肢装具を固定している安定板を持って，LSに立っている子どもを前後左右へ傾けることも試してみた。これは，体幹の立ち直り反応の誘発訓練である。LSに費やす時間を20〜30分に延

長した。

その結果，屈曲・伸展や立ち直りがスムーズにできるようになると，坐位の安定性が向上し，それまで長下肢装具を用いないと立位がとりにくかった状態から，短下肢装具でも歩行訓練が可能となった例を数多く経験した。

2）LS訓練の目的

LSは，安定板に長下肢装具を取り付けた道具であり，立位訓練を容易に行わせることができる。

①脊柱起立筋・股関節伸展筋群筋力の強化および随意性の向上をはかる
②立位感覚の習得
③安定板を持って前後左右に傾けることにより，体幹の立ち直り反応を促す
④上記③の方法で前方に深く傾けることにより，上肢伸展保護反応を促す
⑤立位保持の時間確保（介助して望ましい立位をとらせるのは難しく，長い時間その立位を保持するのは無理）
⑥膝・足関節の拘縮や変形の予防と矯正
⑦立位での上肢訓練
⑧集団活動の体験（同じようにLSを使用した複数の子どもたちでの共同遊びなど）

3）LS訓練の評価と内容

LS訓練では，LSを使って股関節周辺筋・体幹筋の筋力強化・バランス訓練を行う。LSの使い方とその程度によって，**表Ⅳ-1**のように5段階に分ける。

4）LS訓練の実際

LS訓練は5段階の内容からなり，それぞれLS1度・LS2度・LS3度・LS4度・LS5度と呼ぶ。

LS1度の段階では，子どもの前に適当な高さのテーブルを置いて行う。最初は怖がったりすることが多いが，徐々に時間を延ばしていきたい。机に手をつかせたり，腹部で寄りかからせたりしながら，机の上に置いた玩具で遊ばせたり，本を見せるなどして，立位に慣れさせることから始める。

テーブルから少しでも離れられるようになったら，介助して浅い股関節屈曲・伸展をさせる。慣れてきたら，深い屈曲・伸展に移行する。

子ども一人で立位保持ができるようになれば，指導者が安定板を支えてLSを前後左右に傾けて体幹の立ち直り反応の誘発をはかる。目標は，LS2度から3度で，そのためにLSでの立位時間を1日30～40分はとらせたい（状況に応じて考慮する）。

表IV-1　LS訓練の評価基準

LS度	評価基準
	訓練内容および指導上の留意点
LS1度 （写真IV-4 -①②）	LSを装着しても股関節から屈曲してしまい，立っていることができない
	●筋力が弱く，立っていることができないので，前方に台やテーブルを置き，倒れることへの恐怖感を取り除き，立つことに慣れるよう配慮する。 ●介助者は背後に立ち，両肩や胸部を支えて介助しながらゆっくりと股関節での屈伸（屈曲・伸展）を行わせる。浅い屈伸から始めるなどの配慮が必要な子どももいる。 ●股関節周辺筋の筋力をつけることによって，坐位の安定やその後の運動発達の基礎づくりができるので，毎日取り組ませることが望ましい。 ※この段階では，床の上での持ち込み坐位の練習と並行して行う。
LS2度 （写真IV-5）	LSを装着し，一人で10分以上立っていることが可能。しかし，股関節から屈曲してしまうと起き上がることができない
	●LS1度と同様の訓練を行う。 ●子どもの股関節屈曲時の恐怖感は，個々の筋力の状態によって異なるので，それぞれに配慮が必要である。介助での浅い屈曲や，低い台を置いて手をつけるようにするなどの工夫をする。 ●立つことができるようになっても，股関節から屈曲することをいやがる子どももいる。立つ指導と屈伸の指導は分けて考えるとよい。 ※この段階では，持ち込み坐位が可能となり，坐位が安定してくる。
LS3度 （写真IV-6 -①②③）	LS2度の条件を満たしたうえで，屈伸が30回以上可能
	●LSの安定板を持ち，前後左右に傾けるバランス訓練を開始する。 ●屈伸回数を増やすことが目標になるが，ひたすらに屈伸運動だけを行わせるより，ゲーム的な要素や遊びを取り入れ，子どもが意欲的に取り組めるようにする。運動会で行う玉入れの布玉などつかみやすいボールを拾って（屈曲），起き上がり（伸展），前方へ投げるなどの遊びを工夫する。 ※松葉進度3であれば，自力坐位が可能となる時期である。 ※松葉進度3，CC3度であれば，四つ這いが可能になる時期である。
LS4度 （写真IV-7）	LS3度の条件を満たしたうえで，LSを装着したまま床に座らせても座っていられる
	●杖歩行や，独歩に必要な股関節周辺筋や体幹筋の筋力とバランス感覚を獲得したと考えてよい。 ●CC訓練や松葉杖訓練を重点的に行う。
LS5度 （写真IV-8）	LS4度の条件を満たしたうえで，LSを装着したまま寝返りができる
	●LSで行う股関節周辺筋や体幹筋の強化・バランス訓練は終了してよい。 ●CC訓練や松葉杖訓練を重点的に行う。 ●LSを装着したまま寝返りができる子どもがいたのでLS5度を設定したが，ここに到達しなくてもかまわない。

写真Ⅳ-4-① LS1度：立っていることができない

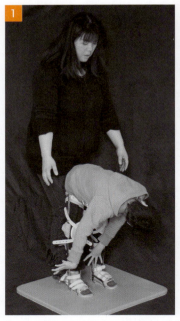
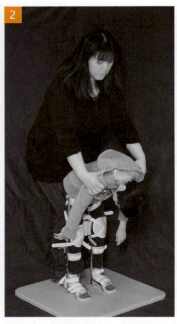
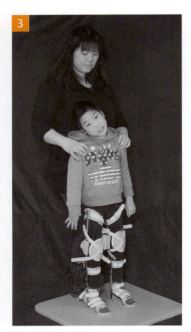

股関節屈曲位から起き上がることができないため，介助者が背後に立ち，股関節の屈曲・伸展の動きを介助して行う

写真Ⅳ-4-② LS1度

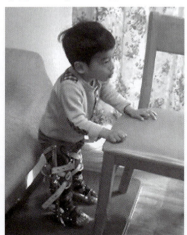

前に支えを置いて立つことで，倒れることへの恐怖感を取り除く。家庭では写真のように，椅子を置く方法も可能

写真Ⅳ-5 LS2度：一人で10分以上，立っていられる

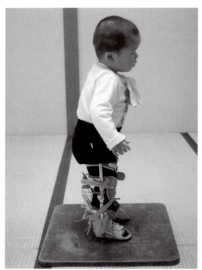

写真Ⅳ-6-①　LS3度：自力での屈曲・伸展

1
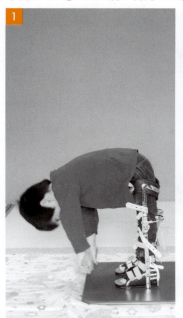
股関節屈曲位

2
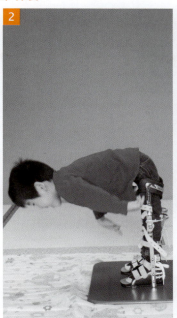
徐々に起き上がる

3
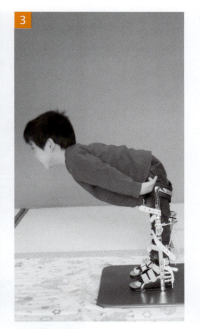
顔を前方へ向ける

4
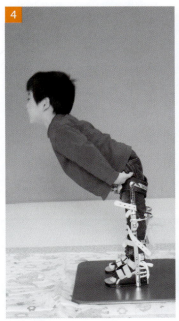
一気に股関節を伸展させる

5
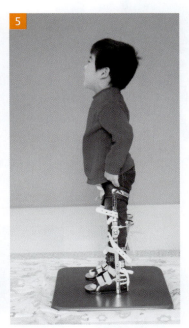
起き上がる

写真Ⅳ-6-② LS3度：LSを傾ける際の介助

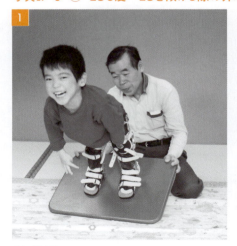

1 前に傾ける

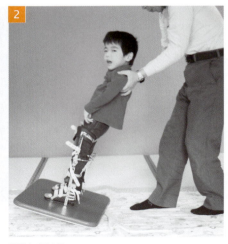

2 後ろに傾ける

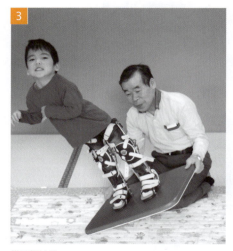

3 横に傾ける

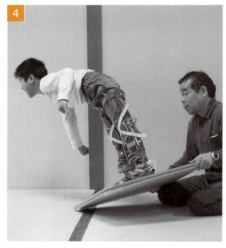

4 斜めに傾ける

写真Ⅳ-6-③ LS3度：目標物を置いての屈曲・伸展の練習

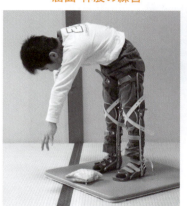

写真Ⅳ-7 LS4度：床に座らせても坐位保持が可能

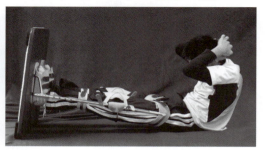

V字バランス

写真Ⅳ-8　LS 5度：LSを装着したまま寝返りができる

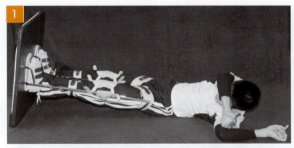

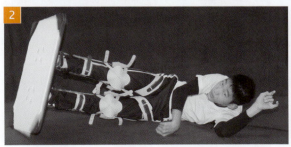

2. CC 訓練

1）CC の価値の見直し

　1965（昭和40）年頃，訓練室に1台あったCCを利用したらどうなるかと考え，子どもの両膝をCCにのせ，膝裏を支えて落ちないようにし，いわゆる手押し車の体勢で手歩きをさせてみた。これが子どもたちに好評で，次から次へと希望し，筆者らは腰が痛くなるほどであった。

　その後，子どもの能力に応じて下腹部・大腿部・下腿部をCCにのせて手歩きをさせてみた。一般に，上肢機能の一つである支持性の強化訓練としては，腕立て・腕立て伏せなどがあるが，子どもにとって，これらは魅力あるものではなかった。しかし，CCには4つのキャスターが付いており，手歩きすれば移動が可能である。好きなところへ行けるため，子どもたちはとても喜んで取り組んだ。CCでの手歩き移動は，上肢，特に片手の支持力が強化され，顔を上げ，前方を見るための上部背筋力の強化もみられた。さらに，両上肢交互動作の向上の結果，四つ這いが上手になりスピードを増した例も多かった。

2）CC 訓練の目的

　①ある程度の荷重を片手に強いることによる上肢筋力の増強
　②肩関節周辺筋力の増強とその粗大動作の向上
　③上肢交互性運動の向上
　④首を伸展して前方を見ながら進むことで，上部背筋力の強化
　⑤移動手段として利用すれば，日頃子どもの体験している移動速度より速い。その結果，予想以上の生活の広がりが期待できる場合が多い

写真Ⅳ-9　CCでの紐固定

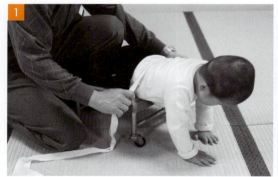
背中に紐を当てる

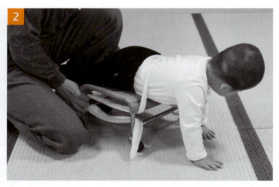
紐をCCの下に通す

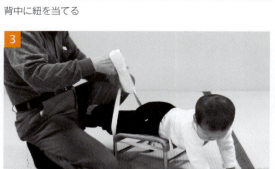
紐を足側に回す

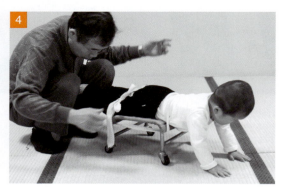
紐を結んで固定する

3) CC訓練の評価と内容

　　CCによって，上肢と上肢帯の筋力強化・バランス・粗大運動を促す。用意する物としてCCのほかに，CCにのせたときにCCから滑り落ちないように固定するベルトや紐などが必要である（**写真Ⅳ-9**）。

　　CCの評価は，使い方と子どもの運動機能の程度によって，**表Ⅳ-2**のように5段階に分けている。滑り落ちないように固定している紐などを使用していても，評価の基準は変わらない。

4) CC訓練の実際

　　CC訓練を行うには，腕立て位ができなくてはならないため，十分練習する必要がある。少しでも保持可能となれば，介助をしながら，すぐにCC訓練を始めたい。

　　適当な（使いやすい）高さのCCを選び（写真Ⅳ-9〜14参照），上肢筋力の弱い子どもの場合，下腹部をのせ，軽く殿部を押さえてCCを前方へゆっくりと進める。最初の頃は片手支持に不慣れなため，すぐに肘が屈曲してしまう。しかし，時間はかかるが徐々に肘が屈曲しないで（完全伸展はできないまでも）保持できるようになり，交互性も出てくるのがふつうである。

　　目標は，CC 3〜4度である。

表IV-2 CC訓練の評価基準

CC度	評価内容
	訓練内容および指導上の留意点
CC1度 (写真IV-10)	CCに腹部か胸部をのせる。上肢で支えることができない
	● 上肢の支持性の向上。 ● CCから滑り落ちるときには，紐などで固定する（写真IV-9）。 ● 支えることが困難である場合，肘当てを用いることもある。 ● 動くことができない場合，CCごと押してゆっくりと進ませ，動くことを体感させる。 ● 支えながら，上肢を動かすことを覚えさせる。 ※この状態が長期にわたるケースは，かなり運動障害が重いと思われる。 ※繰り返し，根気強く練習する。 ※片まひや上肢のみに障害のある子どもにはCC訓練ができない。
CC2度 (写真IV-11)	CCに腹部をのせる。上肢で支えることは可能だが，動くことができない
	● ゆっくりとCCを押して，上肢を交互に動かすことを覚えさせる。 ● 上肢の筋力強化と粗大運動の獲得。 ※松葉進度3となっていれば，自力坐位がまもなく可能となる。
CC3度 (写真IV-12)	CCに腹部をのせる。自由に動くことができる
	● 子ども自身が楽に動けることで，意欲的に取り組み，運動量が増えるために，体力がつく。 ● 自ら動くことの楽しさを覚えるのによい段階である。 ※CCにのって動くことを好むようになる。 ※松葉進度3，LS2度・3度であれば，自力坐位が可能となる時期である。 ※LS3度であれば，松葉杖訓練も上達する時期である。 ※松葉進度3であれば，四つ這いを始める時期である。
CC4度 (写真IV-13)	CCに大腿部をのせる。自由に動くことができる
	● 上肢や上肢帯の強化，体幹バランスの向上。 ● どのような移動方法よりも，CCでの移動を好む。 ※CC・LS・松葉杖の評価で，一番低い課題を重点的に指導する。
CC5度 (写真IV-14)	CCに下腿部をのせる。自由に動くことができる
	● 下腿から下部を除き，身体全体の強化とバランス訓練は終了してよい。 ● 四つ這いや肘這いが主な移動方法である子どもにとって，CCでの移動方法を覚えることは，施設や学校の廊下・広い部屋での移動能力が向上することになる。立位移動（杖歩行など）が十分でない場合は積極的に指導し，CCでの移動を獲得させたい。

写真Ⅳ-10　CC1度

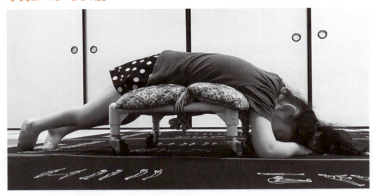

上肢で支えられない

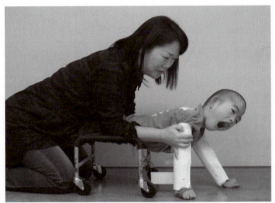
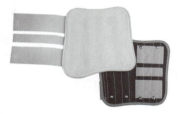

上肢で支えることが困難な場合に使用する練習用肘当て

肘当てを使用しての練習

写真Ⅳ-11　CC2度

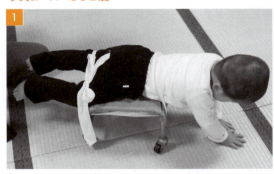

1

上肢で支えられるようになる

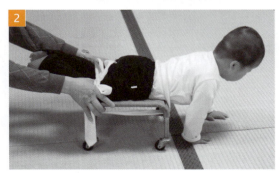

2

介助者がCCを押して，上肢を前に出すことを促す

写真Ⅳ-12　CC3度：自力で移動できる

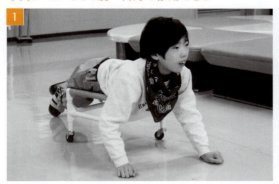

CCに腹部をのせる

右手を前に出したところ

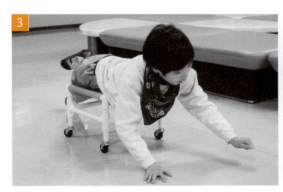

次に左手を出す

左手の手掌が開くようにも促すが，できなければ，握ったままでもかまわない

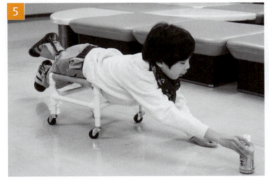

目標物に到達

写真Ⅳ-13　CC4度：大腿部をのせて動ける

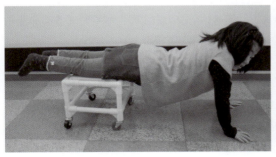

写真Ⅳ-14　CC5度：下腿部をのせて動ける

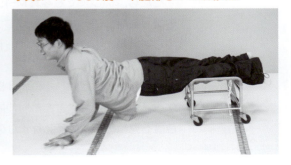

第Ⅳ章

3. 松葉杖訓練

1) 松葉杖の価値の見直し

　健常児が歩行を獲得する前には，つかまり立ち・伝い歩きをする。そして，そのまま歩行獲得につながることも少なくないが，この時期にカタカタ歩行器を使用させることによって，歩行の獲得が早くなる子どもが多い。

　カタカタ歩行器の使用開始時の姿勢は，ちょうど，松葉杖歩行訓練開始時の軽い前傾位と同じである。脳性まひ児に松葉杖訓練をすることにより，子どもたちが歩行能力を獲得したことは，松葉杖が，健常児にとってのカタカタ歩行器に匹敵するものであったからだと考えている。

　松葉杖を使用する理由を整理すると，以下のようになり，一般的な使用にはないものである。

　①手指握り能力が多少弱くても，紐などで補助すれば使用可能
　②体幹，下肢筋力が多少弱くても，体重の一部を腋下で受けるので使用可能
　③立位時間が長くなる（松葉杖がないと，単に立位をとらせても，介助がなければすぐに倒れてしまうが，松葉杖を使うと介助が容易である）
　④重心の前方への移動が容易で，軽い前傾姿勢がとれる（介助者が肩・脇あるいは腰などを介助して立位をとらせると，上半身を反らせてしまう後傾位になることが多い）
　⑤松葉杖は不安定な道具であるため，効果的なバランス訓練となる（松葉杖訓練の最も重要な意義である）
　⑥上肢・下肢の交互運動の上達に役立つ
　⑦股関節屈曲動作の誘発に役立つ。この動作は自力坐位がとれない子どもで，うつ伏せの状態から，股関節を屈曲することによる自力坐位獲得に結びつくので，寝返り・腹這いが可能な程度のやや重度の子どもにも松葉杖訓練は適応できる
　⑧体幹・下肢筋の筋力増強，上肢の粗大運動の向上に役立つ
　⑨体力の増進，特に心肺機能の強化に効果的である
　⑩意欲の誘発・向上に効果的である

2) 松葉杖訓練の準備

【松葉杖の長さ】

　杖の長さの決定は非常に大切であり，その適・不適は，のちの上達に影響する。

　ただし，いつまでも**写真Ⅳ-15**の長さがよいのではなく，歩行が上手になり前傾姿勢が直立位に近づいていくにつれて，前述した決め方より，やや短くする必要も生じてくる。歩行姿勢・スピードを参考にして決定する。

【握りの位置】

　肘関節を30°屈曲した位置が標準であるが，それ以上に屈曲しなければならないケースもあるし，ほとんど肘伸展位で使用するケースもあり，子どもの使いやすい位置を見極めて決める。片まひの場合，左右の握り部の高さが異なることもある。

写真Ⅳ-15 松葉杖の長さ

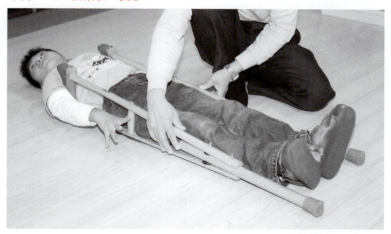

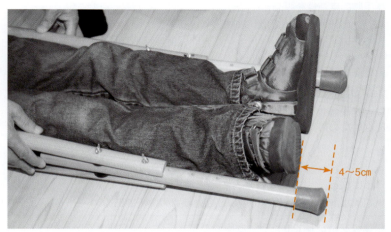

靴を履かせて子どもを仰臥位とし，腋下から靴底までの長さに4～5cmプラスした長さが標準である（痙直型）。アテトーゼ型，混合型，失調型は，これより1～2cm長いほうがよいようである

【腋下受け】

　上肢機能のよい子どもの場合，横木の上は平らでもよいが，上肢機能のわるい子どもの場合には，三日月様腋下受けにしたほうがよい。これまでほとんどの子どもが，三日月様腋下受けの松葉杖を使用している（本章，p79参照）。

3）松葉杖訓練の評価と内容

　松葉杖を使い，上下肢の交互性，下肢筋の強化，立位バランス・歩行バランスの練習を行う。用意するものは，松葉杖，CC，たすき用の紐，手の握りが弱い場合は手の固定用の紐である。介助者用のCCは対象児の使用しているものを用いる。

　松葉杖の使い方とその程度によって，**表Ⅳ-3**のように5段階に分ける。ただし，たすき紐や手の固定用の紐を使用していても，評価は変わらない。

表IV-3　松葉杖訓練の評価基準

松葉進度	評価内容 訓練内容および指導上の留意点
進度1 (写真IV-16)	松葉杖を持たせて立たせても，立っていることができない ● 杖を握っていられないときには，紐を用いて固定する。 ● 腋下受けが，腋下から離れないようにするため，たすき紐をかける。 ● 子どもの前方から杖と足を介助して，杖歩行を行うように介助する。 ※下肢の支持性を高めるために行う。 ※上下肢を交互に動かす練習となっている。
進度2 (写真IV-17)	松葉杖を持たせると数分間の立位保持は可能だが，歩行では杖も足も出せない ● 下肢の支持性を高めるとともに，上下肢の交互性を学ばせる。 ※介助の仕方によっては，訓練している子どもが自分で松葉杖を操作して歩いているように見えるが，実際には，介助がなくては歩行の真似事は不可能。 ※転倒など，恐怖感を抱かないように注意する。
進度3 (写真IV-18)	松葉杖を持たせると，立位保持はできるが，歩行では杖も足も出せない。杖と足を動かして杖歩行に近い動きをするが，杖や足の出る位置が一定でないために，それぞれの着地を誘導する ● 上下肢の交互性と立位バランス・歩行バランスを習得させる。 ※自力坐位や四つ這いができなかった子どもでは，この時期にできるようになる。 ※松葉杖訓練と松葉杖歩行訓練との分岐点の段階である。
進度4 (写真IV-19)	松葉杖を持たせて立たせ，衣服やたすき紐の一部を持っているだけで，松葉杖を操作して一人で歩くことができる ● この時期，子どもの多くは，倒れることや歩行バランスが崩れる恐さを体験することになる。 ● 訓練によって，杖歩行から独歩へと進んでいくよう指導する時期である。 ※伝い歩きが始まったと理解してよい段階である。 ※一般的な伝い歩きは，つかまる物が固定されており，その物の周囲やその物のある場所のみで歩くことになるが，杖を使うことにより，どこでも練習することが可能となり，応用範囲が広がる。
進度5 (写真IV-20)	松葉杖を持たせ，近くで見守ったり声かけをするだけで，松葉杖を操作して歩くことができる ● 訓練によって，杖歩行での自立や独歩をねらう時期である。 ● 子ども自身に少し不安がある場合，誰かが近くにいる必要がある。 ※歩行の応用に入る。 ※スピードや耐久性をつける。

写真Ⅳ-16 松葉進度1

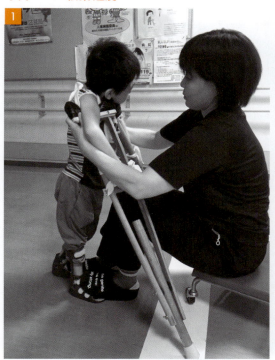

松葉杖を持たせても立っていることができない

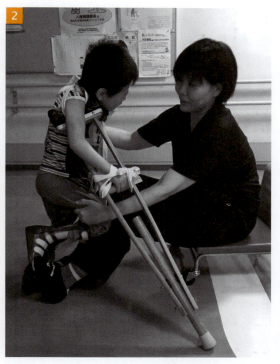

足も出すことができないため，介助が必要である

写真Ⅳ-17 松葉進度2

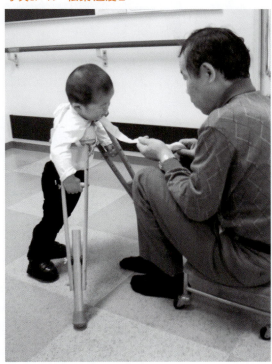

松葉杖を持たせると，立位保持はできる

写真Ⅳ-18 松葉進度3

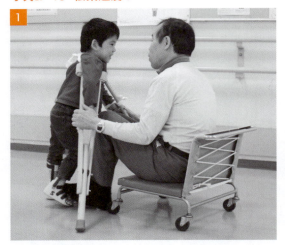
重心が前方にくるように誘導する

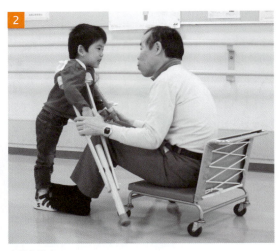
右杖を出す

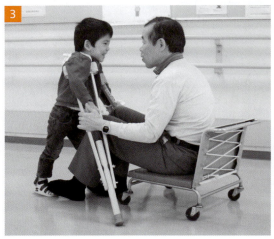
左足を出す

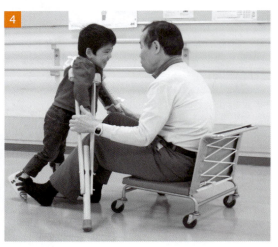
左杖を出す

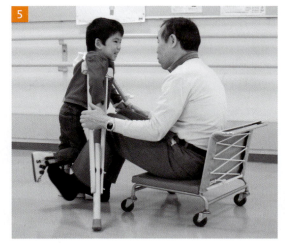
右足を出す

※介助者は自分の足を利用して，子どもの足の運びを抑制したり，誘導したりして，調整する
※写真のように，背もたれのある補助車をCCの代わりとしてもよい。

写真Ⅳ-19 松葉 進度4

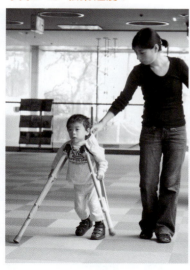

介助者が衣服やたすき紐の一部を持っていれば一人で歩ける。歩行バランスを崩すこともあるので注意を要する

写真Ⅳ-20 松葉 進度5

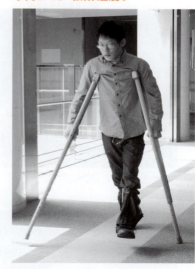

介助者は見守るだけでよい。松葉杖と足の位置のバランスがよい

4）松葉杖を使った訓練の実際
【松葉杖歩行訓練の場合】
① 松葉杖が腋下から外れないように，紐を使ってたすき状に結んで固定する（**写真Ⅳ-21**）。立位や坐位でも可能である。
② 手指の握り能力の弱いケースでは，まずグリップを握らせて，紐などで握った手を固定し，外れないようにする（**写真Ⅳ-22**）。
③ 開始姿勢は，両杖と両足の四点を結ぶと，両杖の上底が長い台形となる（**写真Ⅳ-23**）。杖先端から足先まではおおよそ，使用している松葉杖の長さの半分に10cmをプラスした程度。左右の杖の先端の開きも同様に，使用している松葉杖の長さの半分に10cmをプラスした程度がよい（**図Ⅳ-1a**）。
④ 介助者はCCに座って子どもと向き合い，松葉杖を支持する。支持部位はグリップを握っている子どもの手の位置で，子どもの手を包むように杖と一緒に軽く握る（**写真Ⅳ-24**）。最初は，子どもの足だけがバタバタと出てきてしまいがちなので，子どもに杖を意識させる必要がある。右杖→左足→左杖→右足→右杖…の順で，介助者は松葉杖の操作を支持し，バタバタと出そうな足を抑制する。逆に，足の出にくい子どもの場合は，誘導して足を出させる。抑制や誘導は，介助者の足を使って行う（写真Ⅳ-18）。

　介助のコツは，足を出させるときは特に，杖に体重をかけさせるように杖を手前に引くようにすることと，杖を出させるときには，身体を起こし気味にして，体重が下肢に十分かかるようにすることである。そして，この動作を繰り返すことによって，子ども自身に重心移動の感覚を習得させながら，介助者の介助量を徐々に減らしていく。この練習を継続して週3日以上行い，3カ月〜1年で，屋内の平地での松葉杖歩行が可能になることが目標となる。

写真Ⅳ-21 子どもの身体と杖の固定

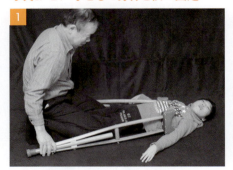

子どもの腋下に松葉杖を当てる

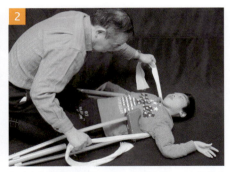

たすきを子どもの背に回し，片側を肩に，もう片方が腋下にくるように当てる

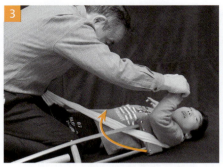

腋下のほうに回したたすきに，杖を外から内に絡めるようにして前に送る

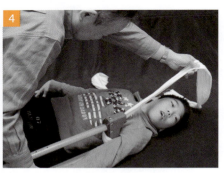

腋下から杖を通したたすきをそのまま肩のほうに回す

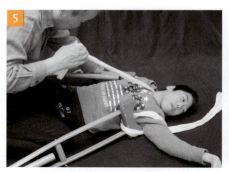

最初に肩のほうに回したたすきを前に下ろす

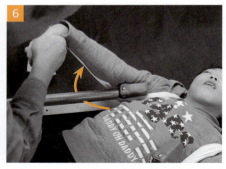

下ろしてきたたすきを杖に内から外に絡めながら腋下を通して後ろへ送る

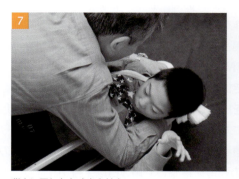

背中に回したたすきを結ぶ

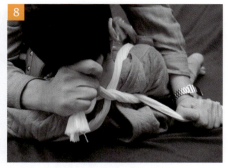

結ぶ際，杖が外れないように緩みをもたせすぎないよう注意する

写真Ⅳ-22 紐による手の固定

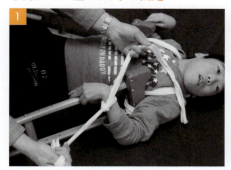

まず，手を結ぶ

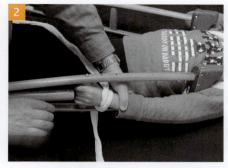

両方の紐を杖の手掌側に送り，結び目を手背側にしてグリップを握らせる

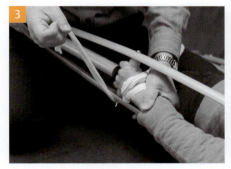

小指側の紐を枠に絡めて手背側に回す。このとき杖のグリップ固定のねじにかけるようにする。そうすることで紐がズレにくくなる

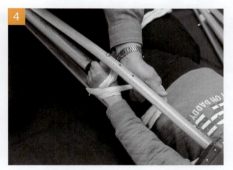

そのまま手背を抑えるようにして反対側の枠に回す

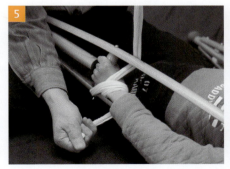

親指側にあった紐を杖の後方になるほうの枠に手首を固定する。もう一方の紐の先を杖の枠の内側から外側に回す

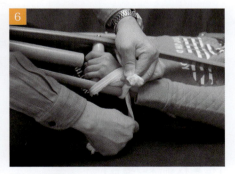

両方の紐を結ぶ

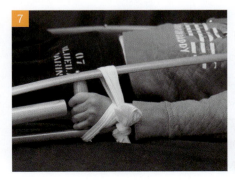

手関節が軽く背屈位になることで，グリップを握れない場合も安定する

写真Ⅳ-23 松葉杖と足の位置の関係

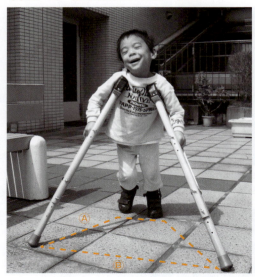

松葉杖歩行訓練と松葉杖訓練では、ⒶとⒷの開き具合が異なる（本文および図Ⅳ-1を参照）

図Ⅳ-1 松葉杖歩行訓練と松葉杖訓練の両足・両杖の位置

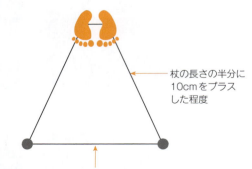

🦶：両足の位置
●：両杖の位置

杖の長さの半分に10cmをプラスした程度

杖の長さの半分に10cmをプラスした程度

a：松葉杖歩行訓練

杖の長さの半分から10cmをマイナスした程度

杖の長さから10cmをマイナスした程度

b：松葉杖訓練

【松葉杖訓練の場合】
　①子どもを仰臥位に寝かせる。
　②松葉杖が腋下から外れないように，紐を使って，たすき状に結んで固定する（写真Ⅳ-21）。
　③握る能力の弱いケースでは，まずグリップを握らせて，紐などで握った手を固定し，外れないようにする（写真Ⅳ-22）。
　④松葉杖と子どもの腋下を支えるように持ち上げ，子どもを立たせる。
　⑤開始姿勢は，両杖と両足の4点を結ぶと，両杖の上底が長い台形となる。杖先端から足先まではおおよそ，使用している松葉杖の長さの半分から10cmをマイナスした程度。左右の杖の先端の開きは，使用している松葉杖の長さから10cmをマイナスした程度がよい（**図Ⅳ-1b**）。

写真Ⅳ-24　松葉杖を用いた訓練での介助姿勢

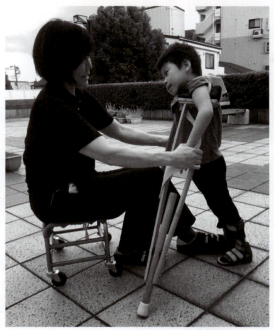

介助者はCCに座って子どもと向き合い，子どもの手を包むように杖と一緒に軽く握る。CCは子どもが使用しているものを用いる。高すぎても低すぎても介助しづらい

⑥介助者は，CCに座って子どもと向き合い，松葉杖を支持する。支持部位はグリップを握っている子どもの手の位置で，子どもの手を包むように杖と一緒に軽く握る（写真Ⅳ-24）。ほかの方法として，子どもの上腕部を持って操作することもできるが，これは介助者が訓練に慣れないと難しい。介助者が訓練に慣れればかなり重症の子どもの訓練も可能である。最初は，子どもが立っていられないので，2本の松葉杖を支えに下肢へ体重の一部をかけるようにする。子どもの下肢支持能力によって異なるが，その子なりの最大の負荷を下肢に加える。杖も足も出しにくいが，松葉杖で体重の多くを支えながら，「右杖→左足→左杖→右足→右杖…」の順を繰り返し，股関節屈曲と伸展の随意性を高め，下肢の支持性をアップさせる。そして，上下肢の交互性のある動きを習得させる。下肢の支持性が弱いと，ほとんどの体重を松葉杖で支えることになるが，できるだけ体重を下肢に預けるようにすることが介助のポイントである。はじめは難しいが，慣れればコツがわかりできるようになる。股関節の屈曲・伸展運動を根気よく訓練することと，下肢への負荷量を少しでも多くできるようにすることが大切である。

④ 訓練内容の時間的配分

　訓練内容の時間的配分について述べる。小学生以上も機能的発達の状況を目安に
これに準ずる対応を行い，効果を確認している。

　ここでは，1つの訓練単位を100として示す。対象は，LS-CC法開始時の年齢
と機能的発達の状態により，**表IV-4**のように❶❷❸の3つのグループに分けられる。

　❶の子どもにとって，現在医療機関で行われている1回の訓練時間では短すぎる
〔現在の医療機関の訓練時間は，1単位（20分）〜3単位（60分）程度〕。訓練に慣
れてくれば，立位持続に効果的なLS訓練を，家庭で保護者に行ってもらうことを
考慮する。週に3〜4回，1回40分〜1時間を目安とする。テレビや本などを見
ながら行ってもよい。そうすることによって，外来での時間を松葉杖訓練に当てら
れる。この方法は，外来で理学療法士（PT）と子どもが，1対1で行う方法であるが，
そのほかに短い訓練時間を有効に使うために，PTが1人で3人の子どもをまとめ
て訓練するという方法もある〔A・B・Cの3人の子どもを同時に，4単位80分で行う。
子どもの1回の訓練を2単位，1単位，1単位に割り振り（3人の子どもの単位数の
和を4とする），それを3回行うことで，各自が4単位を確保することができるよ
うにする。子どもたちの訓練回数を増やすとともに，より充実した訓練内容にする
ことも可能となる〕。

　子どものその日の調子・体調を考慮しつつ，あるときは保護者に指導しながら，
あるいは保護者の介助を借りながら，長い時間帯の中で時々子どもに休息を与え，
いろいろな訓練を行うことが時間を有効に使う方法の一つである。それには，次の
ような利点がある。

　複数人をまとめて訓練することにより，保護者はほかの子どもの様子を見ること
ができる。そのため，ほかの子どもと比較して自分の子どもをよく把握することが
できる。人数が多くなると話しやすくなるためか，質問をよくしてくれる。PTも

表IV-4　LS-CC法開始時の年齢と機能的発達状態による3つのグループ

	❶	❷	❸
年　齢	2〜6歳	2〜6歳	0〜6歳
機能的発達の状況	●自力坐位可能，四つ這い可能 ●つかまり立ちはできてもできなくてもよい	●寝返り，腹這いがどうにかできる ●坐位は，持ち込んで正座，割座などで短時間可能	●寝返り，腹這いができない ●坐位は持ち込みでもできない
目　標	施設内実用歩行	四つ這い，自力坐位	寝返り，腹這い 持ち込み坐位保持（10数秒）
訓練配分	ストレッチ，ROM ex　　20% LS訓練　　40% 松葉杖訓練　　40%	ストレッチ，ROM ex　　30% LS訓練　　30% 松葉杖訓練　　40% CC訓練も重視して行う	基本的訓練　　100% 2歳前後に状態をみてLS訓練を30%程度取り入れる

ROM ex：関節可動域練習

まとめて説明することができ，保護者たちを指導しやすい。

　筆者らが入院部門を担当していたときに，この１対２あるいは１対３方式の訓練を採用し，週に３〜５回の訓練回数を確保して行ったことが，さらに効果を増したと断言できる。

　そして，伸び盛りの子どもには，外来でも週に２〜３回の訓練を確保することが望ましいと考えている。

　❷の子どもは，四つ這い獲得が目標の一つであるから，上肢支持性の強化・能力アップは大切なことである。したがって，腕立て，CC訓練なども重視しておきたい。LS訓練，松葉杖訓練の代わりに行うことも必要である。LS・腕立て・CC訓練はそれぞれ大切であるが，方法を覚えてしまえば，子どもに対する指導介助は比較的容易である。家庭でほどほどの時間を割いて行ってほしい。この対象群も❶の対象群と同じように，１対２あるいは１対３の訓練は可能である。

　子どもは集団で行うことを喜ぶ傾向にあり，ちょっとした競争心をあおることにもなるため効果が上がりやすい。そうすることは，松葉杖訓練の時間を少しでも長く確保することにつながる。

　松葉杖訓練はその指導介助が多少難しく，保護者たちは覚えにくい。また，松葉杖を使用できる広いスペースが必要なため，訓練室や学校などが自宅よりも適している。このように自宅では訓練しにくいことをふまえ，松葉杖訓練に時間を割くようにする。

　❸の子どもは，基本的訓練が100％と考えられる。しかし，２歳前後に状態をみてLS訓練を30％前後取り入れる。

⑤ LSの長下肢装具の高さと安定板の大きさ

　安定板の基本型は正方形であるが，長方形でもかまわない。安定板の大きさは，LSの高さに比例して大きくする。おおむねの大きさを**表Ⅳ-5**に示す。LSの高さとは，LSの大腿部内側の革バンドの上縁から安定板までの長さを指す。安定板の大きさは，示した寸法の範囲にあれば，安全を保つ大きさと考えられる。

　LSは，持ち運びのしやすさも必要であるので，安定板に特別な重い材質を選ぶことはないが，体重の重い子ども，動きの激しい子どもに対しては，倒れないように少し大きくするなど考慮する必要がある。

　使用する子どもの安全性をふまえて考え出したのが，表Ⅳ-5に示した基本サイズである。

　さまざまに工夫するのもよいが，LSをどのように使うのかを理解したうえで作

表Ⅳ-5　LSの高さと安定板の大きさ

LSの高さ	29cm以下	30〜39cm	40〜49cm	50〜59cm	60〜69cm
安定板の大きさ(一辺)	40cm	40〜45cm	50〜55cm	60〜65cm	70〜75cm

製を考えてもらいたい。注意点は以下のとおりである。

①下肢装具として使用する長下肢装具（Long Leg Brace；LLB）のように下肢にぴったりと合う必要はなく，大腿上部・膝部・足部を固定でき，重心線（アライメント）が正しければよい（正しい立位姿勢に近い状態であるとよい）。

②安定板へのLSの固定は，安定板の中央に重心線が落ちることを目安とする。

③LSの固定幅は，およそ肩幅と同じ程度でよい。

6 補装具と道具の考え方

1. プロンボード

起立に関して現在，施設・学校でよく使われている起立補助具にプロンボードがある（**写真Ⅳ-25**）。これは，足底と下肢前面，下腹部・上腹部，胸部などで体重を受けるようになっていて，屈曲パターンを抑制しながら立位をとらせるものである。体幹筋・下肢筋が発達するにしたがって，支えを前傾位から直立位へと移行することも可能であり，胸部，上腹部の支えを取り外すこともできる。また，上肢の訓練も同時にできるのが特徴である。

しかし，プロンボードの指導を受け，家庭でこれを多用しても自分で立つことや歩行に結びつかなかった子どもたちがいる。その子どもたちがLS-CC法を試み，動作や姿勢が改善された例は多い。その理由として，プロンボードは比較的，導入初期段階の指導は行いやすいが，直立位へ近づける過程で，子ども自身が自分なりにバランスをとる際に，ねじれや傾きを伴うことがある。それに対するきめ細かな対応を怠ると，効果が期待できないものになると考えられる。

2. 下肢装具

下肢装具は，長下肢装具と短下肢装具に大別できる（**写真Ⅳ-26**）。どちらも立位の安定性，足部の尖足・内反・外反の変形予防と矯正が目的である。

長下肢装具は，短下肢装具では立位保持が不可能な子どもに用いることが多い。体幹筋，股関節周辺筋などが弱く，または膝関節の屈曲拘縮がある場合である。股関節の内旋・内転に対しては骨盤帯を長下肢装具に付着すると，歩行の際，矯正の効果が多少みられるが，将来的には短下肢装具での歩行訓練を目標としたいので，初期の歩行訓練での使用にとどめたい。

短下肢装具には足部の支持性に問題があり，内旋・外旋，内反・外反，あるいは尖足の問題をもつ者に適応がある。足継手付きプラスチック装具（靴べら装具：**写真Ⅳ-27**）という，薄いプラスチック製の関節が付いていて，市販の靴などに装着して使用するものと，制動足継手付き短下肢装具（**写真Ⅳ-28**）があり，両側に支柱があるのが特徴である。下肢の内旋や外旋が顕著な場合，ゴムバンド（ツイスター）などで矯正することも可能である。

写真Ⅳ-25　プロンボード

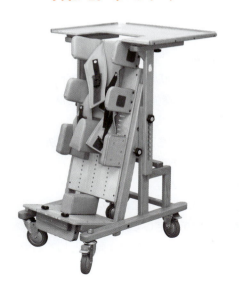

写真Ⅳ-26　下肢装具：短下肢装具と長下肢装具

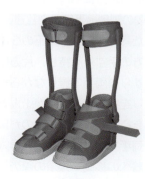
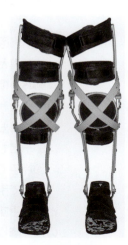

a：短下肢装具　　　　b：長下肢装具

写真Ⅳ-27　短下肢装具：足継手付き
　　　　　　プラスチック装具（靴べら装具）

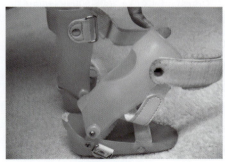

薄いプラスチック製の関節がついている。市販の靴
に入れて使用する

写真Ⅳ-28　短下肢装具：
　　　　　　制動足継手付き短下肢装具

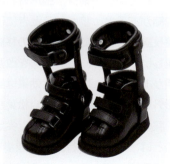

3. 歩行器

　歩行器には大別してＵ字型歩行器，ハンドル式歩行器，PCW（posture control walkers，ポスチャーコントロールウォーカー）がある。Ｕ字型歩行器は，枠を手でつかむか，肘を枠にのせて歩行する。ハンドル型歩行器は，ハンドルを握って歩行する。PCWは，枠を握り歩行するが，バックすることができない仕組みになっている。この3種はどれも安定性が高いので，バランスをとる訓練にはやや不向きである。また，Ｕ字型はともかく，ほかの２つは，握る能力がなければ使用できない。筆者らは，前述した歩行器（Ⅲ章，p66，写真Ⅲ-17）を推奨している。
　LS-CC法との関連でいうと，歩行器から杖歩行へなかなか移行できない子どもが，松葉杖訓練により杖歩行が可能になったケースが多い。これは重心の問題で，

105

歩行器で獲得する重心のバランスと，杖歩行から独歩をめざす際の重心のバランスが異なるからだと思われる。

4. 階 段

　補装具と道具の考え方に階段を取り上げたのは，階段の昇降は，上方や下方への移動時の重心移動の訓練，下肢の交互運動の上達，筋力増強に役立つからである。
　階段を利用した昇降訓練には以下の3通りある。
　①子どもが片方の手すりを持ち，片方は介助されながら正面で昇降する方法
　②子どもが手すりを両手で握りながら横に昇降する方法
　③片手で手すりを持って子どもが1人で昇降する方法
　片手で手すりを持って昇降できるのが望ましいが，現実的にはかなり難しい。子どもが手すりを両手で握りながら横に昇降する方法を安定して行えれば，車椅子への乗り降り，便器への移動，入浴の際の浴槽への出入りなどの基本動作として活用できる。LS-CC法の到達度に応じて取り入れていきたい訓練である。

⑦　LS-CC法と手術

　ここでいう手術は，整形外科的手術のことである。例えば，股関節の内転筋群に拘縮があると，歩かせるときに下肢が交叉して歩きにくい。このような子どもに松葉杖訓練を行っても，重心の移動がうまくいかず，一人で歩けるようになることが難しい。かつて，この状態を改善するために，ストレッチや矯正器具を多用した時期があったが，ほとんど効果は認められなかった。このような場合，内転筋群の整形外科的手術を受けると，松葉杖歩行が容易になる子どもが多い。
　膝の屈曲拘縮・伸展拘縮，尖足状態なども同じで，適切な手術が早期に行われることは，のちの歩行訓練の進歩を促進することがわかった。「これなら，もう少し早く手術してもらったほうがよかった」と感想を述べる子どもや保護者も多い。筆者らも全く同感である。昭和40年代，基本的な訓練にとらわれすぎていたころ，手術との併用について，積極的にその必要性に思いを巡らすこともなかった。その後のさまざまな経験により，手術は積極的に，かつ早期に行われることが，子どものポテンシャルパワーを引き出し，より多くの発達を促すということを確認した。

⑧　運動機能障害児の継続した訓練の必要性

　近年の健康ブームや社会的に健康維持の取り組みが推進されていることをみても，自分に合った運動を継続して行うことは日課として必要である。脳性まひ児においても，将来にわたって継続した訓練で，今の能力を低下させず維持していくことは重要である。しかし，現実の問題として，将来にわたり日常生活の中で訓練を継続していくことはかなり難しい面があるようである。なぜならば，乳幼児期から病院や療育センターなどに通い訓練を受けていても，就学すると学校における教育

活動が主体となり，訓練と同じような内容が学校で行われるため，病院や療育セン
ターなどに通い訓練を受ける機会が減っていく。なかには，中学・高校と進学する
につれて，訓練が皆無になる子どもたちがいる。

　現在，車椅子のみで生活している成人の中に，「中学時代には歩行器で歩けていた」
「少しの介助で立位が可能であった」「坐位がもっと安定していた」という人たちが
いる。この人たちは，高校時代や卒業後に車椅子に座りきりという生活に移ってい
ったようである。運動障害児の療育では，「寝たきり」という言葉を使うが，これは，
さまざまな理由で「寝かせきり」であったために，「寝たきり」になったと考えるこ
とができるのではないだろうか。同様に，車椅子に座りきりになることが，機能を
低下させたと考えることができる。その能力を維持するために欠かせない寝返り・
坐位・立位などの訓練を必要量確保できなければ，このような状態になるのも想像
できる。小学校高学年から中学校の成長期に身体が大きくなり大人並みになると，
家庭においても椅子に座りきりや，床に降りたままの状態が多くなりがちである。
しかし，寝返り・坐位・立位など獲得した機能を維持するための取り組みが必要で
ある。このことは，子どもの立場で考えるとあまりにも当然なのであるが，子ども
にかかわる大人の認識として忘れられていることが多いので，特に強調しておきた
い。

　身体の動く部分が多く，少しでもできることがあることは，本人の自信と喜びに
つながり，長期的にみても介助の軽減にもつながる。しかし，家族のみでこのよう
な訓練を継続することは難しいので，利用していた病院や療育センターなどを受診
したり，学校や福祉サービスを活用したり，同じようなニーズのある仲間で訓練会
をつくったり，実情に合った方法で継続できるようにしたいものである。

❾ 中途障害児への適応

　中途障害としての疾患は，ある疾患から起こる脳症や脳炎，何らかの原因によ
る低酸素脳症，点頭てんかん，脳や脊髄内に発生した腫瘍手術による障害，事故な
どによる脳挫傷，下腿離断などである。ある疾患から起こる脳症や脳炎は，強剛型
や痙直型になりやすい。低酸素脳症は失調型になりやすい。点頭てんかんは低緊張
型になりやすい。脳や脊髄内に発生した腫瘍手術による障害，事故などによる脳挫
傷は，痙直型や強剛型になりやすいという傾向がある。筆者らは，中途障害児にも
LS-CC法を実施し，脳性まひ児と同様の結果を得ている。また，事故などによる
下腿離断は上記の疾患とは異なり，義足の適応を中心として，必要な訓練を行う。

❿ 運動発達の土台の育成

　これまで本書で繰り返し述べてきたが，どの年齢であってもストレッチは不可欠
である。ストレッチをすることで，その日の子どもの体調がわかり，身体の変化を
早めに把握でき，ひいては二次障害の予防にもつながる。子ども自身も自分では十

分に動かせない部分を気持ちよく伸ばしてもらえることで，身体も心も活性化する。ストレッチをとおして身体の訓練ができ，お互いの関係性も深まる。重要なのは，ストレッチの質と量である。例えば，私たちがラジオ体操をするとき，ふつうは1回行う。しかし，2回行うと，うまく動いた部分とまだ違和感が残っている部分がはっきりする。3回目には，違和感を解消しようとそこに意識を集中して行う。3回行うのは面倒に思えるが，3回行うことで身体全体が整う効果が高い。このように考えると，運動障害児に対するストレッチのあり方が問われることになる。毎回，必要なストレッチができているであろうか。何をしたかではなく，どのようにかかわったかが重要なのである。

運動機能訓練は容易なことではない。実態や環境も異なると，その子どもに必要なことをしようとしても，うまくいかない場合も多い。しかし，小学校入学までは，立つ・歩くことを念頭に，あらゆる工夫と努力を続けるべきである。安易に介助のしやすさを目標にした運動機能訓練を行うべきではない。筆者らは，2歳を目安に首の座りが安定していなくてもLS（**写真Ⅳ-29**）を使って立位をとらせ[*2]，股関節へ加重を行うことを考えている。股関節は，抗重力で正しい姿勢の中で育つほうがよいからである。そして，なるべく早い時期に，腹臥位・肘立て位・持ち込み坐位を獲得することをめざしている。十分な運動機能訓練が受けられなかった子どもは，肘立て位や持ち込み坐位が獲得できないまま成長していくが，身体の訓練は，小さいほうが行いやすい。身体が大きくなれば緊張が増したり，手足や体幹の介助が容易でなくなり，本人も介助者も負担が増す。早期から，地道に訓練に取り組むことが重要である。

*2：LSに腸骨バンド（pelvis band）や胸部バンド（chest band）をつけたものを使用する

⑪ 二次障害を防ぐ

ここでいう二次障害とは，大きく分けて，背柱の変形と関節の変形，脱臼である。背柱の変形は，体幹筋の弱さと左右差や強弱のある緊張によって起こる側彎などと，背筋・腰筋が弱いために起こる円背などである。

関節の変形，脱臼の代表的なものは，例えば股関節内転筋と股関節内旋筋の拘縮による股関節の亜脱臼・脱臼である。これは，立位・歩行の大きな妨げとなる。また，膝関節の屈曲拘縮や足部の尖足なども立位と歩行の妨げとなる。

上肢では肩関節，あるいは肘関節で，筋の異常緊張による脱臼などが存在し，運動範囲が狭くなり，上肢巧緻性に障害を残すことがある。

以上の症状に対して，脊柱の変形に関しては，異常緊張を緩和するためにリラクゼーション，マッサージを行い，筋力増強のために反り返り運動を行わせるのであるが，子どもにとっては難しくいやな動作である。そのためか効果もなかったが，LS使用による立位訓練であれば効果がみられた。

背柱起立筋が協調して筋が収縮・強化されることによって，左右の筋力の強弱の差を少なくすることができる。円背の緩和にも効果が期待できる。

下肢の関節に関しては，前述の「⑦ LS-CC法と手術」で述べたように，整形外科

写真Ⅳ-29　LSに腸骨バンドや胸部バンドをつけたもの

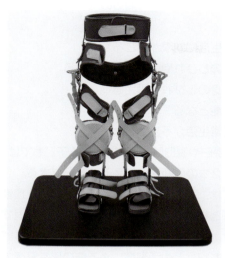

LS訓練開始前の子どもに使用する
腸骨バンド・胸部バンド付きLS

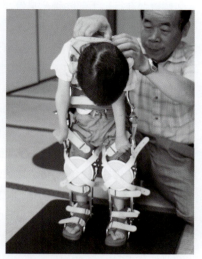

背面上部を刺激して頭部を挙上させることに
よって，脊柱起立筋の強化と頸定をはかる

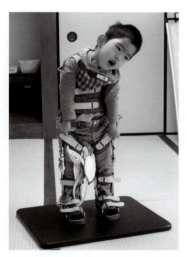

立位に慣れて安定してくれば，LS訓練
に移行する場合もある

的手術が効果的に実施されることが望ましい。

　上肢関節に関しては，腕立て，四つ這い移動，CCによる移動，肩周辺の筋力強化，随意性の促進によって肩関節の脱臼などは防止することができる。肘関節は屈曲回内拘縮を示すことが多く，徒手による矯正は難しい。この部位に対しても，手術が効果的であるかもしれない。

　二次障害については，以下の視点も大切であり適切に対応したい。

　①側彎が進行すると内臓が圧迫されたり，臓器の位置が変わり，内臓の活動に影

響を及ぼす

②側彎が進行し下部肋骨と腸骨がつき合わさると，その周辺の皮膚が挟まれ痛みを訴えるようになる

③身体の変形が進行すると，食事や日常生活に制限が起こる

④頸椎のゆがみや圧迫・変形により，手のしびれや首の痛みを訴える

⑤腰椎の変形によって，腰の痛みや下半身のしびれを訴える

⑥下肢の動きに制限が起こり，歩行が不能となる

⑦上肢の動きに制限が起こり，作業や日常生活が不自由となる

子どもの身体の変形や側彎，股関節の亜脱臼や脱臼は，成長期にある子どもでは，痙性に伴う筋の短縮と，身体の成長という2つの側面から考えることができる。

本書では，痙性に伴う筋の短縮に対しては，ストレッチによる予防を勧め，痙性と成長に伴う筋の短縮については，主治医と相談し，整形外科的手術などを検討することを紹介した。

前述したように，成人の二次障害の原因も痙性と生活習慣による筋の異常緊張であって，正しいストレッチが継続されれば，かなりの予防が可能である。問題が起こったときは，主治医と相談したほうがよい。

第 V 章

ケース報告

はじめに

LS-CC松葉杖訓練法（LS-CC法）では，身体の状態に応じて，ストレッチなどの基本訓練とともに，立つ・歩くことを取り入れたLS（Long Leg Standing Stabilizer，安定板付き長下肢装具）・CC（Crawling Car，クローリングカー）・松葉杖の3つの訓練の目標を設定する。それまでどのような訓練を受けていようとかまわない。専門機関に依存してしまいがちなリハビリテーションに対して，筆者らは，親子が主体的に取り組んでいくことを大切にしながら指導を行っている。毎日繰り返し，家庭や通園・通学先で自主訓練することが，その後の結果にかかわってくる。

本章では，LS-CC法を行った子どもたちにどのような変容がみられたか，主訴・開始時の状況，その後の変容を示していく。なお，開始時の訓練内容は●で示し，追加の訓練内容などは★で示す。

障害にまひがあったケース

ケースを疾患と関係なく，まひ型〔痙直型，アテトーゼ型，失調型，低緊張型（弛緩型），強剛型，混合型〕に分けて記す。

① 痙直型

まひの部位に深部腱反射の亢進がみられ，まひが現れている箇所によっていくつかのタイプに分けられる。

1. 単まひ

四肢のなかで一肢のみにまひが現れ，ADLに障害を残すことが多い。しかし，歩行や姿勢ではあまり障害とはならないので，単まひについては本章では取り上げない。

2. 片まひ

さまざまな疾患で多くみられる身体の一側にまひが現れるタイプである。

ケース1	水頭症，軽度の知的障害の男児，左片まひ（4歳3カ月〜9歳1カ月の経過）

主訴 療育施設で指導を受けてきたが，2歳前から運動機能に変化がないため，LS-CC法を行いたい。

4歳3カ月 （初回）	幼稚園に通園 ▶四つ這いを行い，物につかまり立つことはできるが，体重や重心は物に預けている。介助立位では重心が後方になる。

	◉まひ側の左上下肢のストレッチ ◉両下肢に短下肢装具を着用しての松葉杖歩行訓練（松葉進度2）
4歳5カ月	松葉進度4 となる ★階段昇降訓練 ▶段差や色の変わる廊下では，一度立ち止まり，何があるのかを確認するような態度をとる。
4歳6カ月	▶持ち込み立位後，独歩が数歩可能。
4歳10カ月	▶一人で床から立ち上がり，40mほど独歩可能。
4歳11カ月	▶屋内の滑らかな床で独歩可能。 ▶屋外では，屋内のように独歩できない。
5歳1カ月	★両下肢の短下肢装具をブーツ型下肢装具に変更
5歳5カ月	▶屋内外ともに独歩可能。 ▶階段は，片手手すり使用で一段ずつ上がれるようになる。 ▶段差や廊下の色の変化を気にしないようになる。
6歳7カ月	小学校の支援学級に入学
9歳1カ月	▶屋内外とも自由に歩くことができ，階段を除き，日常生活に不自由はない。 ▶階段は，片手手すり使用で足を交互に出して上がれるようになる。下りるときは，一段ずつ足をそろえて行う。

ケース2 　水頭症と脳症，中度の知的障害の女児，左片まひ（3歳5カ月〜8歳2カ月の経過）

主訴 療育施設で指導を受けてきたが，2歳頃から運動機能に変化がないため，LS-CC法を行いたい。

3歳5カ月 （初回）	通園施設に通園 ▶床上で仰臥位から側臥位となり，起き上がってひとり座りをする。 ▶いざり這いがよくできる。 ▶人見知りが激しく，初回は必要なかかわりがもてない。 ◉まひ側の左上下肢のストレッチ ◉LSでの立位（LS2度） ◉両下肢に短下肢装具を着用しての松葉杖歩行訓練（松葉進度1）
3歳6カ月	▶人見知りは初回より改善され，指導がしやすくなる。
3歳7カ月	松葉進度2となる
3歳9カ月	松葉進度3となる
4歳0カ月	▶松葉進度4に近づいているが，左杖がうまく操作できない。

4歳9カ月	松葉進度4となる ▶この後, 水頭症のシャントトラブルで入院。手術の経過が悪く, 2年あまり中断。
6歳4カ月	**特別支援学校（肢体不自由）に入学**
7歳6カ月	▶訓練再開。膝歩きが少しできるようになっている。 ▶松葉進度2であったが, すぐに4となる。
7歳7カ月	★両下肢に着用していた短下肢装具の右側をブーツ型下肢装具に変更 ★階段昇降訓練
7歳8カ月	▶持ち込んで立位をとらせると, 数メートル独歩が可能。
7歳10カ月	▶階段では, 手すりを右手で握り, 介助者が肩の一部を支えるようにすれば一段ずつ上がることができる。下りるときは, 左手を介助すれば, 下りることができる。
8歳0カ月	▶物につかまって立ち上がり, 屋内を一人で自由に歩くことができる。
8歳2カ月	▶自由に独歩を行い, 階段昇降も右手の手すりを使用すれば自由にできる。 ▶大きなカバンを肩にかけ独歩で通学できる。
	▶その後, 小学校から中学校に移る際, 知的障害の特別支援学校に転校。

3. 対まひ（両まひ）

特に両下肢にまひが強く現れるタイプである。

ケース3 脳性まひ, 中度の知的障害の男児（4歳3カ月～6歳8カ月の経過）

主訴 これまで地域の療育施設で指導を受けてきたが, 2歳前後から運動機能に変化がみられなくなったので, LS-CC法を行いたい。

4歳3カ月 （初回）	**通園施設に通園** ▶四つ這いで移動し, 物につかまって立ち上がるとそのまま立位保持ができる。四つ這いは交互性があり, スピードも十分ある。 ▶立位は, 持ち込んで立たせると重心が後方にある。 ●全身のストレッチ ●床からの立ち上がり ●立位保持 ●両下肢に短下肢装具を着用しての松葉杖歩行訓練（松葉進度2） ▶開始後1週間で, 松葉進度3となる。

4歳4カ月	松葉進度4となる ★階段昇降訓練
4歳5カ月	▶持ち込み立位で10秒ほど姿勢が保持できる。
4歳6カ月	▶持ち込み立位から独歩が数歩可能。
4歳8カ月	▶持ち込み立位から10mほど独歩が可能。
4歳9カ月	▶インフルエンザと肺炎のために3週間入院。 ▶退院後，体力が落ち独歩ができず松葉進度5程度になる。
5歳0カ月	▶入院前の状態まで回復する。
5歳3カ月	▶一人で物につかまって立ち上がり，独歩が可能。
5歳11カ月	▶一人で床から立ち上がり，独歩が可能。 ▶以前より，よく動くようになる。
6歳2カ月	▶支援学級に入学。母親が同伴し，公共交通機関（バス）を利用しながら歩いて通学。
6歳4カ月	▶股・膝・足関節の整形外科手術を受ける。
6歳8カ月	▶手術後，歩行が安定。一人で床から立ち上がり，独歩でよく動くようになる。 ▶階段昇降は，片手手すり使用で一段ずつ昇降することができる。

ケース4 脳性まひ，軽度の知的障害の女児（5歳5カ月〜6歳0カ月の経過）

主訴 立位や歩行を獲得させたいので，LS-CC法を行いたい。

経過 妊娠31週，緊急手術となり出産。約1,600gで出生。NICUに入り，脳性まひの診断を受ける。生後5カ月からPT（理学療法士）訓練を開始。
3歳10カ月で，股・膝関節周辺の筋解離術を受ける。
5歳1カ月で，足関節周辺の筋解離術を受ける。
首の座り6カ月，寝返り8カ月，自力坐位1歳2カ月，四つ這い2歳，つかまり立ち2歳4カ月。

| 5歳5カ月
（初回） | **幼稚園に通園**
▶腹臥位から坐位になることができるが，体幹は不安定である。
▶交互性のある四つ這いができる。
▶立位は，持ち込めば可能であるが，右膝関節が屈曲気味で，歩くことはできない。
▶膝関節・足関節の筋に軽度の短縮があり，関節可動域が制限されている。
●全身のストレッチ |

5歳5カ月 （初回）	◉床からの立ち上がり訓練 ◉LSでの立位保持訓練（LS1度） ◉両下肢に短下肢装具を着用しての松葉杖歩行訓練（松葉進度1）
5歳7カ月	LS2度・松葉進度2となる
6歳0カ月	松葉進度4となる ★階段昇降訓練

4. 両片まひ

四肢まひでありながら，左右のまひの差が著しいタイプである。

> **ケース5** 脳性まひ，軽度の知的障害の男児（5歳10カ月～9歳6カ月の経過）

主訴 立位や歩行を獲得させたいので，LS-CC法を行いたい。

5歳10カ月 （初回）	**幼稚園に通園** ▶すでに股・膝関節周辺の筋解離術を受けている。 ▶自力で，腹臥位からスムーズに坐位（とんび座り）になることができる。 ▶ゆっくりであるが，四つ這いができる。 ▶物につかまらせると寄りかかるような状態であるが，立位保持ができる。 ▶足関節の関節可動域に抵抗がある。 ◉全身のストレッチ ◉CC訓練（CC3度） ◉LSでの立位バランス訓練（LS3度） ◉松葉杖歩行訓練（松葉進度1）
5歳11カ月	松葉進度2となる ▶1週間後，松葉進度3となる
6歳1カ月	▶足関節周辺筋の筋解離術を受ける。
6歳3カ月	松葉進度4となる ★階段昇り訓練
6歳5カ月	**特別支援学校に入学**
6歳11カ月	松葉進度5となる ▶5分間で約70m歩くことができるようになる。
7歳4カ月	▶屋内外ともに松葉杖歩行ができるようになる。 ★階段昇降訓練
8歳4カ月	▶足関節周辺筋・右上肢帯と肘関節の筋解離術を受ける。 ▶術後，引き続き訓練を行う。

8歳6カ月	▶松葉杖歩行で二点歩行ができるようになり，スピードも出てくる。
9歳6カ月	▶松葉杖歩行で安定感のある二点歩行ができるようになる。 ▶1週間後，階段を片手手すり使用，片手介助で，一段ずつ昇降できるようになる。

ケース6 先天性水頭症，甲状腺機能低下症，てんかん，中度の知的障害の男児（8歳6カ月〜9歳1カ月の経過）

主訴 四つ這いはできるが歩行の獲得に至らないので，LS-CC法を行ってみたい。

経過 妊娠25週で水頭症との診断を受け，36週で帝王切開による出産。
生後10カ月から療育施設でPT訓練開始。
首の座り8カ月，寝返り1歳1カ月，自力坐位1歳6カ月，四つ這い2歳6カ月。

8歳6カ月 （初回）	**特別支援学校に通学** ▶腹臥位から坐位になることができる。 ▶交互性のある四つ這いができる。 ▶持ち込んで立位をとらせると重心が後方にある。 ◉全身のストレッチ ◉床からの立ち上がり訓練 ◉立位での片足バランス訓練 ◉両下肢に短下肢装具を着用しての松葉杖歩行訓練（**松葉進度1**）
8歳7カ月	**松葉進度2**となる
8歳8カ月	**松葉進度3**となる
8歳10カ月	**松葉進度4**となる ▶練習量を増やしたいが，積極的に歩かない。
8歳11カ月	★階段昇降訓練
9歳1カ月	▶松葉杖歩行の速度が速くなる。

5. 四肢まひ

四肢にまひが現れ，障害の程度が重度になりやすいタイプである。

ケース7 脳性まひ，重度の知的障害の女児（1歳0カ月〜5歳2カ月の経過）

主訴 療育施設で目にした年齢の高い子どもたちが，股関節脱臼になったり，覚醒レベルが低い状態で生活していることに疑問をもった。LS-CC法では，そのような状態を避けるよう努力していると知ったので，行ってみたい。

経過 2,900gで出生。生後数時間で後遺症の可能性を告知され，生後1カ月から

PT訓練を受ける。

1歳1カ月 （初回）	▶首が座っていないため，日常的に寝かせきりの状態で過ごしている。 ▶仰臥位では，顔面を左に向けていることが多い。 ▶肘立て位に持ち込むと頭部を持ち上げることがわずかにできる。 ▶関節可動域に制限はないが，左股関節・左膝に軽い抵抗がある。 ● 全身のストレッチ ● 持ち込み肘立て位 ● 持ち込み腕立て位 ● 寝返り ● 持ち込んでの各種坐位
1歳6カ月	▶持ち込みひとり座りでは，数十秒程度姿勢を保持することができるようになる。
1歳10カ月	▶持ち込みあぐら坐位で，1分以上姿勢を保持することができるようになる。 ▶床に手を着き，両上肢で体幹を支えることができるようになる。
1歳11カ月	▶けいれん発作に対する投薬量が増え，日中もほとんど寝ているような状態で過ごしている。 ▶1週間後：半分眠っているような様子であるが，持ち込みで肘立て・各種坐位などを行う。ほとんど反応がない。 ▶2週間後：投薬量の調整がなされ覚醒度は増したが，以前の状態には戻らない。
2歳2カ月	▶持ち込みあぐら坐位で，上肢で体幹を支えて数十秒程度，姿勢が維持できる。
2歳5カ月	▶持ち込みひとり座り・あぐら坐位では，上肢で体幹を支えて1分以上座ることができるようになる。
2歳9カ月	▶体調不良で持ち込み坐位に対応できない。
3歳6カ月	★腸骨バンドおよび胸部バンド付きLSでの立位訓練
4歳2カ月	**通園施設に通園開始** ▶LSの高さを調整する。
5歳2カ月	▶股関節亜脱臼や脊柱の側彎を起こしていないことが確認できる。

ケース8 脳症後遺症，重度の知的障害の男児（2歳7カ月～4歳8カ月の経過）

主訴 1歳から療育施設でPT訓練を受けてきたが，あまり変化がないのでLS-CC法を行いたい。

経過 妊娠24週のとき，トラブルがあり緊急出産。約600gで出生。生後まもなく脳内出血を起こし，障害の告知を受ける。複数の医療機関から，脳のダメージが広範囲なので発達を期待しないようにいわれてきた。

2歳7カ月 （初回）	**通園施設に通園** ▶腹臥位よりも仰臥位を好み，ふだんは仰臥位で過ごすことが多い。 ▶持ち込んでの肘立て位・腕立て位で頭を持ち上げない。 ▶持ち込んでの各種坐位で姿勢を保持できない。 ▶自力での移動はできない。 ▶股関節・肩関節の内転に制限がある。 ▶感情を表さない。身体をくすぐっても反応しない。 ●全身のストレッチ ●持ち込み肘立て位 ●持ち込み腕立て位 ●持ち込み各種坐位 ●寝返り
3歳2カ月	★胸部および腸骨バンド付きLSでの立位練習
3歳6カ月	▶持ち込みあぐら坐位で数秒程度，姿勢を保持できるようになる。
4歳1カ月	▶持ち込みでのあぐら坐位・ひとり座り・正座で，手を床について数十秒程度，姿勢が保持できるようになる。 ▶身体をくすぐると，少しいやがるようなしぐさがみられる。 ★両下肢に短下肢装具を着用して，松葉杖訓練を行う（松葉進度1）
4歳5カ月	▶持ち込み坐位で，姿勢が保持できるようになる。
4歳8カ月	▶持ち込みあぐら坐位で数分間，体幹を保持できるようになる。 ▶持ち込みでの肘立て位や腕立て位で，頭を持ち上げて姿勢を保持できるようになる。

ケース9 脳性まひ，軽度の知的障害の男児（10歳0カ月～11歳5カ月の経過）

主訴 交互性のある四つ這い，膝立ち，伝い歩きは可能であるが，立位・歩行ができないのでLS-CC法を行いたい。

経過 妊娠24週，700gで出生。生後8カ月で転院し，PT訓練を開始。この時点で首は座っていた。

3歳で転院してPT・OT（作業療法士）訓練を受けるが，6～9歳半までは

以前の病院に戻り，月に2回PTおよびOT訓練を受ける。

特別支援学校に入学。7歳で膝立ち，伝い歩きは可能。

8歳で股関節周辺・膝関節・肩と肘の筋解離手術を受ける。9歳であぐら坐位・ひとり座りが可能。PCWでの歩行練習を行う。

自力坐位と四つ這い1歳6カ月，つかまり立ち2歳6カ月。

10歳0カ月（初回）	**特別支援学校に通学** ▶腹臥位から坐位になることができる。あぐら坐位・割座はできるが，腸骨が後方に傾いているために，坐位での背は円背になる。 ▶交互性のある四つ這いができる。 ▶立位・歩行はできない。腸骨を介助しての立位もできない。 ▶股屈筋・膝屈筋が短縮し，肩甲骨が脊柱側に寄らない。足部が変形しつつある。 ●全身のストレッチ ●床からの立ち上がり ●両下肢に短下肢装具を着用しての松葉杖歩行訓練（松葉進度1）
10歳3カ月	松葉進度2となる ▶その1週間後に松葉進度3となり，2週間後には4となるが，下肢の支持性が弱いため，歩く距離は数メートル程度。
10歳4カ月	松葉進度4となる ▶10〜15mほど歩くことができるようになるが，下肢筋が体重負荷に耐えられないため，途中でたびたび休憩を入れて行う。 ★LSでの立位（LS2度）
10歳5カ月	▶松葉進度4の状態で，休まずに60m程度，歩くことができるようになる。 LS3度となる ★階段昇降訓練
10歳6カ月	▶階段昇降訓練後に，松葉杖で30m歩く時間を計測すると6分50秒であった。 ▶同じ条件で2週間後：4分50秒 ▶同じ条件で3週間後：3分45秒 ▶同じ条件で5週間後：2分56秒
10歳9カ月	▶持ち込み立位で，数秒間姿勢を保持できるようになる。 松葉進度5となる ▶数百メートル歩くことができる。
11歳5カ月	▶階段昇降では，片手手すり使用，片手介助で交互に上がれるようになる。 ▶特別支援学校へは，往路のみ（1km）松葉杖で約45分かけて通学している。

2 アテトーゼ型

　一つの持続した筋運動をすることが困難で，運動の調節・協調・コントロールに障害を受けたタイプである。

　新生児医学の進歩により，このタイプの原因と考えられる新生児核黄疸や低出生体重児に対する治療の成果が上がり，純粋なアテトーゼ型が現れなくなったのか，最近は，このタイプを指導することが少なく，痙直型の混合型として指導している。

　したがって，このケースについては，痙直型と混合型を参考にされたい。

3 失調型

　小脳やその周辺の平衡を調節する神経経路に障害を受けたタイプである。

ケース10 脳性まひの男児（3歳1カ月～6歳6カ月の経過）

主訴 乳児健診で運動発達の遅れを指摘された。その後週1回のPT訓練を経て，3歳より週3回通園するが，歩行には至らないのでLS-CC法を行ってみたい。

3歳1カ月 （初回）	**通園施設に通園** ▶人見知りがあり，母親から離れない。 ▶四つ這いはできるが，ドタバタした四つ這いである。 ▶足関節が少し硬い。 ◉LSでの立位（LS2度） ◉CCでの手歩き（CC1度） ◉両下肢に短下肢装具を着用しての松葉杖歩行訓練（松葉進度1）
3歳2カ月	▶LSでの立位を好む（LS2度）。 ▶CCでの手歩きは両手を介助し，誘導しながら行う（CC2度）。 ▶松葉杖歩行訓練は，自宅では行わない（松葉進度2）。
3歳6カ月	LS3度，CC3度，松葉進度3
3歳9カ月	松葉進度4となる ▶母親が子どもの背中のたすき紐の結び目を保持していれば，施設内を松葉杖歩行できるようになる。 ★階段昇降訓練
3歳10カ月	松葉進度5となる（施設内のみ） ▶屋外での松葉杖歩行訓練（転倒予防のため，松葉進度4の状況で行わせる）。
4歳1カ月	▶LSでの立位，CCでの手歩き，松葉杖歩行を積極的に行っている。 ▶階段昇降で際立った上達はみられないが，片手手すり使用・片手介助で行える。

第Ⅴ章

4歳7カ月	▶体力や支持性など耐久性が増してくる。
4歳10カ月	▶通園時に，最寄駅から約1kmを松葉杖で歩くことができるようになる。 ▶階段昇降は，片手手すり使用で，交互に一段ずつ足を運び，一人でできるようになる。 ★独歩訓練（まずは室内で，持ち込み立位をとらせ2mの距離を行う）
5歳1カ月	▶物につかまって立ち上がり，10～20mほど独歩できる。 ▶階段昇降がよりスムーズになる。時々バランスを失い，危険な状況になることがあるので注意して見守る。
6歳6カ月	**小学校に入学** ▶安定した独歩が可能。

ケース11 **脳性まひの女児（12歳7カ月～13歳2カ月の経過）**

主訴 「6歳頃までには歩く」といわれたが，いまだに歩くことができない。友人の子どもがLS-CC法を行い，松葉杖での歩行ができるようになったことを知り，LS-CC法を試みてみたい。

経過 生後2カ月頃，追視がみられないことに気づく。生後3カ月時の乳児健診で同様に指摘され，検査の結果，小脳が少し小さいことがわかる。眼については眼科で視覚能力遅延と診断される。1歳頃になると見えているような様子がみられた。

生後8カ月からPT訓練開始。2歳から乳児用の手押し玩具で歩行訓練を始め，その後，歩行器を使って歩行訓練を行っている。

首の座り6カ月，寝返り1歳，四つ這い1歳6カ月，つかまり立ち1歳6カ月。

12歳7カ月 （初回）	**小学校の特別支援学級に通学** ▶腹臥位から坐位になることができる。 ▶四つ這い，手をつないでの介助歩行ができる。介助歩行では，手を引かれるように歩き，重心は後方にある。 ▶関節可動域に制限はないが，足関節は外反扁平である。 ▶車椅子で自由に動くことができる。 ▶LS-CC法による効果が期待できるので，短下肢装具と松葉杖の準備を急ぐ。
12歳9カ月	●椅子からの立ち上がりと着席 ▶最初は重心が後方になっていたが，正しい重心の位置を介助しながら繰り返し体験させると，正しく立ち上がれるようになる。着席も同様。 ▶両下肢に短下肢装具を着用しての松葉杖歩行訓練を行ったところ，松葉進度が1から4になる。

12歳9カ月	▶最初は全く手・足が出ない状態から，歩き方を誘導し，四点歩行を体験させると松葉進度4になる。 ▶1週間後：新たな訓練内容を追加。 ★床からの立ち上がり訓練 ★階段昇降訓練 ▶2週間後：持ち込み立位で，立位保持の際，時々一人で保持できるようになる。短期間のうちに，一人で立位バランスを保つことができるようになったことと，そのバランスがとてもよいことから独歩を目標にする。 階段では，片手手すり使用，片手介助で，一段ずつ昇降が可能となる。
12歳10カ月	**特別支援学校に転校**
13歳2カ月	▶階段では，片手手すり使用で，交互に足を出して上がれるようになる。

④ 低緊張型（弛緩型）

原因は特定できないが，知的障害を伴うことが多いタイプである。

ケース12 **重度の知的障害の男児（9歳10カ月〜12歳10カ月までの経過）**

主訴 幼児期に四つ這い（うさぎ跳び様）ができるようになり，「すぐに一人で歩くようになる」といわれながら運動発達に変化がみられないので，LS-CC法を行ってみたい。

9歳10カ月 （初回）	**特別支援学校（肢体不自由）に通学** ▶腹臥位から坐位になることができる。 ▶四つ這い（うさぎ跳び様）ができる。 ▶片手を介助すれば歩行できるが，介助がないと後方に倒れるように座り込んでしまう。 ▶物につかまり立つことはできるが，大腿部や腸骨を介助すると重心が後方になる。 ▶関節可動域に制限はないが，立位や歩行の際，膝関節が軽く屈曲する。 ●立位バランス ●松葉杖歩行訓練（松葉進度2）
10歳4カ月	★松葉杖での四点歩行が習得できないため，歩行器での歩行となる ▶1週間後：持ち込み立位から10数メートルを一人で歩くことができるようになる。独歩訓練で15m×4回を行える。 ★階段昇降訓練 ★椅子や床からの立ち上がり

第V章

10歳5カ月	★約500mを目標に屋内外を独歩できる
11歳3カ月	▶膝関節が屈曲することなく立位や歩行ができるようになる。
11歳4カ月	▶床から立ち上がり，独歩可能。 ▶階段では，片手手すり使用で，足を交互に昇降できるようになる。
12歳10カ月	**特別支援学校（知的障害）に転校**

⑤ 強剛型

筋の屈曲・伸展のいずれにも抵抗があるタイプである。

ケース13 知的障害のある重度重複障害の男児（2歳1カ月～5歳5カ月の経過）

主訴 PTトレーニングを受けてきたが，何の変化もみられないので訓練を受けたい。

2歳1カ月 （初回）	▶仰臥位：顔が右斜め上を見るような姿勢で，何らかの原因でびっくりなどすると，全身が伸展して緊張し，首を反らせる。 ▶腹臥位：上下肢が伸展して，頭部を反らせている。 ▶寝返り・持ち込み坐位不能。 ●全身のストレッチ ●腹臥位と肘立て位 ●各種持ち込み坐位 ●寝返り
2歳3カ月	▶持ち込みあぐら坐位で10秒ほど姿勢を保持する。手で床を支えている。
2歳4カ月	▶持ち込み坐位をさせると，声をよく出すようになる。
2歳5カ月	▶持ち込みあぐら坐位で数分の姿勢保持ができる。
2歳11カ月	▶股関節周辺筋の筋解離術を受ける。
3歳2カ月	▶頸部の反りがやや緩くなったように感じる。
3歳9カ月	★LSでの立位をさせたいが，伸展パターンをとるので，膝立ちで股関節に加重をかける
4歳1カ月	▶持ち込みあぐら坐位・正座で，手で床を支えて姿勢を保持することが増えている。頭部が反らないと姿勢保持の時間が長い。
5歳5カ月	▶脊柱の側彎や股関節の亜脱臼は認められない。

6 混合型

これまで述べてきた型が混合するタイプである。痙直型とアテトーゼ型との混合が最も多いが，ほかのタイプの混合型もある。

ケース14 低酸素性虚血性脳症のため脳萎縮があり，痙直型とアテトーゼ型の男児（2歳7カ月〜5歳10カ月の経過）

主訴 運動発達を促したいのでLS-CC法を行いたい。

経過 妊娠39週，出生時仮死，3,000gで出生。生後6カ月のMRI検査で脳萎縮が認められ後遺症の告知を受け，療育施設でPT訓練を開始。

2歳7カ月 （初回）	**通園施設に通園** ▶日常的に仰臥位が多く，顔の向きを変えることができる。 ▶腹臥位は苦手な様子である。 ▶持ち込み肘立て位では，頭を持ち上げることができるが，肘が左右に流れたり，引き込んでしまったりする。 ▶持ち込み腕立て位・持ち込みでの各種坐位では，床に手をつき体幹を支えることが苦手である。 ▶股関節は内転に抵抗がある。 ◉全身のストレッチ ◉持ち込み肘立て位 ◉持ち込み腕立て位 ◉持ち込み各種坐位 ◉寝返り
2歳9カ月	▶苦手な腹臥位に慣れてくる。 ▶持ち込み腕立て位では，左手が掌屈位になる。 ▶持ち込みでのあぐら坐位・正座で，床に手をつき体幹を支えて座ることができるようになってくる。 ▶寝返りがもう少しでできそうな様子があり，四つ這い位の練習ができるようになってくる。 ★両下肢に短下肢装具を着用しての松葉杖訓練（**松葉進度1**） ★LS訓練（**LS1度**） ★四つ這い位
3歳2カ月	**LS2度**となる
3歳3カ月	▶左手関節の矯正装具ができ，装着して目標に取り組む。 **松葉進度2**となる
3歳6カ月	▶寝返りで動くことがよくできるようになる。
3歳9カ月	▶持ち込みでのあぐら坐位・割座で安定して座れるようになる。
5歳1カ月	▶肘這いができるようになる。

5歳3カ月	▶自力坐位ができるようになる。
5歳10カ月	▶父親が帰宅したときなどに，玄関まで肘這いで迎える。 ▶自宅では，自由に肘這いと寝返りで動き，おもちゃ箱をひっくり返して遊ぶ。

知的障害やまれなケース

1 知的障害による運動機能発達遅滞

ケース15 点頭てんかん・重度の知的障害の女児（1歳6カ月〜4歳4カ月の経過）

主訴「子どもの運動機能を発達させるためには，訓練を行うことが大切である」と医師に言われ，さまざまな訓練法を調べた。そのなかで，LS-CC法を行いたいと考えた。

経過 生後3カ月で発熱，点頭てんかんの診断を受ける。

1歳6カ月 （初回）	▶腹臥位や仰臥位から寝返りができ，肘這いで少し移動ができる。 ▶上肢で身体を支えるようにさせると，いやがる。 ▶関節可動域に制限はない。 ▶全身が柔らかい。 ●持ち込んでの各種坐位 ●上肢で身体を支えることに慣れる
1歳7カ月	▶持ち込みひとり座りで，少し姿勢を保持できるようになる。
1歳10カ月	▶持ち込みあぐら坐位で，安定して姿勢を保持できることが増える。 ▶1週間後：持ち込みあぐら坐位では1分程度，持ち込み割座では30秒程度，上肢で身体を支え，姿勢を保持できる。 ▶2週間後：時々，自ら坐位姿勢をとる。
1歳11カ月	▶一人で座ることが増え，坐位バランスが向上する。 ▶1週間後：時々，四つ這い位になることができる。
2歳0カ月	▶一人で坐位姿勢になり，安定して座ることができるようになる。
2歳1カ月	▶腹這い移動で，上下肢を交互に動かせるようになってくる。

2歳3カ月	★両下肢に短下肢装具を着用しての松葉杖訓練（松葉進度1） ★LS訓練（LS2度） ▶3週間後：四つ這いができるようになる。
2歳6カ月	松葉進度2となる ★歩行器歩行訓練 ▶3週間後：松葉進度3となる。 ▶つかまり立ち・伝い歩きができるようになる。
3歳10カ月	▶持ち込み立位からの独歩が可能。
3歳11カ月	通園施設に通園
4歳1カ月	▶床から立ち上がり，数メートル独歩を行う。
4歳4カ月	▶床から立ち上がり，屋内で自由に独歩を行う。

ケース16 低出生体重児で生まれた男児（4歳2カ月〜5歳0カ月の経過）

主訴 主治医やPTから「歩行は難しい」といわれてきたが，歩行を獲得させたいのでLS-CC法を行いたい。

経過 妊娠23週，650gで出生。
自力坐位1歳1カ月，うさぎ跳び様の四つ這い2歳6カ月，つかまり立ち・伝い歩き3歳6カ月。

4歳2カ月 （初回）	幼稚園に通園 ▶腹臥位から坐位（正座・割座）になることができる。 ▶うさぎ跳び様の四つ這い，伝い歩きができる。 ▶関節可動域に制限はない。 ●床からの立ち上がり ●歩行器での歩行訓練 ▶1週間後：持ち込み立位で，数秒間姿勢を保持できる。 ▶3週間後：持ち込み立位の後，数歩の独歩が可能。 ★階段昇降訓練
4歳3カ月	▶一人で床から立ち上がり独歩可能。
4歳7カ月	▶階段では，片手手すり使用で，足を交互に昇降できるようになる。 ▶一人でよく歩くようになり，多動に対する指導を行う。
5歳0カ月	▶災害に遭い，転居する。 ▶子どもと会うことはなくなったが，母親の便りによれば，保育園に入り，その後は特別支援学校（知的障害）に入学して，楽しく歩いて通学しているとのこと。

第Ⅴ章

| | ケース17 | 低出生体重児で生まれた，聴覚障害の男児（5歳3カ月〜6歳4カ月の経過） |

主訴 どうしても子どもを歩かせたいと思っていたところ，LS-CC法を知り，行いたい。

経過 妊娠23週，原因不明の出血のために出産。750gで出生。1歳1カ月より，PT訓練を始める。

5歳3カ月 （初回）	**幼稚園に通園** ▶腹臥位から坐位になることができる。 ▶四つ這い，つかまり立ち，伝い歩きができる。 ▶両手介助歩行はできるが，重心が後方になる。 ▶床から立ち上がることができない。 ▶関節可動域に制限はないが，足関節は内反尖足で抵抗がある。 ◉全身のストレッチ ◉床からの立ち上がり ◉両下肢に短下肢装具を着用しての松葉杖歩行訓練（松葉進度1→2）
5歳5カ月	松葉進度4となる ▶2週間後：一人で床から立ち上がり，数歩の独歩が可能。 ★階段昇降訓練
5歳9カ月	▶素足で床から立ち上がり，ゆっくりと数メートルの独歩が可能。 ▶広い場所では歩行速度を調整できず，足運びが速くなりがちである。
6歳0カ月	▶独歩の距離が延び，歩行速度の調整もできるようになってくる。
6歳2カ月	**特別支援学校（聴覚障害）に入学**
6歳4カ月	▶独歩や階段昇降がよくできるようになる。

② 頭蓋骨縫合早期癒合症

ケース18 頭蓋骨縫合早期癒合症の男児（2歳8カ月～6歳1カ月の経過）

主訴 頭蓋骨縫合早期癒合症の手術を受け，「その後の運動発達はPT訓練を行えばよくなる」と医師に言われたが，その後の変化は遅々としていた。その後，医師から「四つ這いができるようになるかどうかわからない」と言われたが，運動発達を促したいのでLS-CC法を行ってみたい。

経過 出産時に羊水が肺に入り呼吸困難になったため，生後，保育器に入る。10日間入院。1歳からPT訓練を受ける。

2歳8カ月 （初回）	**通園施設に通園** ▶寝返り，肘這いができる。 ▶左手を使って，左側臥位からひとり座りになることができる。 ▶腹臥位から尻を持ち上げ，正座になることが時々できる。 ◉腹臥位から坐位になる姿勢変換 ◉床に手をつき，体幹を支えて正座になる ▶2週間後：腹臥位から坐位になることができつつある。四つ這い位ができるようになる。 ★床からの立ち上がり
2歳10カ月	▶一人で座り，床に手をついて体幹を支えなくても姿勢が保持できるようになる。 ★松葉杖訓練（松葉進度1）
3歳4カ月	▶四つ這いが時々できる。 ★松葉杖歩行訓練に移行（松葉進度2）
3歳6カ月	▶四つ這いでよく動くようになる。
4歳1カ月	松葉進度3となる
4歳3カ月	▶物につかまって立ち上がれるようになる。 ▶2週間後：松葉進度4となる。数メートルを歩くことができるが，それ以上は難しい。
5歳8カ月	**幼稚園に入園**
6歳1カ月	★歩行器歩行訓練 ▶2週間後：歩行器で10数メートル程度歩くことができる。

知的障害が主な障害であるケース

　LS-CC法を通じて，どのような結果が得られているのかを多くのケースから紹介した。その中に，松葉杖歩行訓練を行わずに，歩行器での訓練に移ったケースが４例含まれている。なぜ松葉杖歩行訓練ではなく，歩行器での訓練を行ったのか，その理由を述べておく。

　歩行器での訓練は，ケース12，ケース15，ケース16，ケース18の４例で行った。この子どもたちの共通点は知的障害が主な障害で，まひが少ないか，ほとんどないという点であった。

　まひのある子どもには，平衡感覚の障害が大なり小なりあるが，知的障害の子どもには平衡感覚の障害が少ない。また，知的障害の子どもに松葉杖の操作を指導しても，その指導を受け入れないこともみられる。そのような経験から，この４例では，松葉杖歩行訓練を打ち切ったり，最初から行わず，歩行器を選択した。

　ここで使用した歩行器は写真Ⅲ-17（p66）に紹介したものである。この歩行器を使うことは，松葉杖歩行よりも難しい。

　なお，使用した歩行器は，前輪が前後にのみ動き，後輪は方向が自在に変わるキャスターである。ほかの歩行器ではこのような結果を得ることはできないと考えられる。

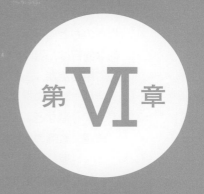

第 VI 章

学校や家庭での取り組み

はじめに

　本章では，運動障害のある子どもに対する基本的な考え方を学校と家庭の役割という視点から考える。そして，LS-CC法の指導については，筆者（山本）が坂根の指導のもとで行った実践〔「資料2」(p177 ～ 183) 参照〕を整理して述べる。具体的な内容は，当時の記録に基づくものである。用語については，以下のように区別して用いたが，ふだん子どもへの言葉がけでは厳密に区別する必要はない。

　学習：教師の指導により，学習課題を繰り返し行わせること。個別学習，集団学習など。

　練習：教師の指導による学習課題を達成・定着させるために，子ども自身に繰り返し行わせること。自主練習，個別練習，集団練習など。

　訓練：医療の場で用いられることが多いが，子どもにはなじみの用語である。「学習」「練習」と同様に用いても差し支えない。

① 学校や家庭でしなければならないこと

1. 心理社会的発達の道筋を大切に

　運動障害のある子どもたちの毎日の生活では，定型発達の子どもと比較して，一人でできないことや時間を要することが多い。程度の差はあるが，健康・安全面での管理が必要な状況があり，日常的に介助者が付き添う場合が多い。例えば，通常の学級では保護者に付き添い介助が求められたり，支援員が配置されたり，特別支援学校では手厚い教師配置が行われたりしている。そのかかわりは，大人が子どもたちの姿をどのように受けとめるかにより異なる。時間がかかることや努力を要する状況を不憫に感じ，「これくらいでいいだろう」「手助けしてやろう」という気持ちをもつ場合も多い。通常の教育に比べて，大人のかかわりが濃密になりやすく，大人の認識が子どもの活動に影響しやすいといえる。

　エリクソンは，心理社会的発達について8つの段階（**表Ⅵ-1**）を示しているが，これらの心理社会的発達課題は，主として，身体的成熟と社会的能力の発達によりもたらされるものである。運動障害のある子どもたちは，身体的成熟に遅れがあり，

表Ⅵ-1　エリクソンの心理社会的発達理論

①乳児期	（基本的信頼	対	不信）
②児童前期	（自律性	対	恥，疑惑）
③遊戯期	（積極性	対	罪悪感）
④学齢期	（勤勉	対	劣等感）
⑤青年期	（同一性	対	同一性拡散）
⑥前成人期	（親密さ	対	孤立）
⑦成人期	（生殖性	対	自己没頭）
⑧成熟期・老年期	（統合性	対	絶望）

その影響で社会的能力に不調をきたす可能性があることを理解しておきたい。

　社会的能力の発達は，乳児期の母親とのアタッチメントを基盤に家族や身近な大人との関係性を構築していく過程でなされる。そして食事や排泄，着替えなどが一人でできること，見通しをもった生活の中で自分の行動をコントロールできることなど，自律性を獲得したうえで自主性を身につける過程で育まれることである。

　子どもがその場の状況に応じて自ら感じ考え，自らの能力を総動員して試行錯誤しながら成功体験を重ねていくことが発達を促し，やがて両親から自立していくことにつながる。大人には，愛情をもってそのプロセスを見守りながら，必要に応じて毅然とした態度で対応することが求められる。これについては，障害のある子どもも同じであると考えなければならない。

　社会に出て自立している障害のある人たちが，子どもの頃のことを「厳しく育てられた」「うちの母親は決して甘やかさなかった」と述懐されることがある。「厳しい」「甘やかさない」ということは，障害のある子どもたちなりの発達の状況を考慮しつつ，一方では，生活年齢を意識した心理社会的発達課題に取り組んだということである。つまり，厳しさの中に優しい見守りがある。

　身体的成熟は，乳児期の「第一発育急進期」に続き，小学校高学年から高校生にかけて「第二発育急進期」に訪れる。この「第二発育急進期」には一般的に身体の大きさや重さが増し，各部の働きが高まる。しかし，運動機能障害のある子どもの場合，それまでできていた姿勢や運動・動作ができなくなることがある。それを成長・発達による一時的な変化であるととらえる視点が必要である。よく年齢とともに身体の状態が変化すると，「できなくなった」と解釈される。実際，運動機能障害のある子どもは骨と筋肉の成長にアンバランスがあったり，身体に硬さがみられたりする。この「第二発育急進期」を境に訓練（学習，練習）から遠ざかると，立つことや歩くことが困難になり，車椅子を中心とした生活になったり，介助の質や量にも変化が生じたりすることが多い。発育・発達することで生活の質が落ちないようにするためには，乳幼児期から習慣化されたストレッチを継続し，運動能力をできる限り高めておく必要がある。運動能力を高めておくためには，子ども自身が努力することが必要である。先述した社会的能力の発達とも併せて，子どもにかかわる大人の姿勢が問われる。

　特別支援教育では，一人の子どもを複数の目で見て，チームで指導することが多い。必要に応じて通常の学級にも支援員や介助員が配置され，チーム・ティーチングが行われる指導形態となっている。また，担任，特別支援教育コーディネーター，管理職，外部の専門家ら，多職種が連携する体制も整えられている。しかし，複数の大人がかかわりながらその働きが機能していない現実もある。担任には主体的に運動障害のある子どもの教育を考える覚悟が必要である。保護者に付き添い介助を要請する現状もあるが，就学後も常に保護者と一緒というのは，子どもたちの心理社会的発達課題が考慮されているとは言い難い。このような場合，学級のほかの子どもたちとの関係性や親子の関係性においても発達上のリスクが生じることがある。

運動障害のある子どもたちの実態はさまざまであるが，学校も保護者も発達の見通しをもった対応をすることが必要である。LS-CC法は，全人的な発達を支える一つの方法として，子どもたちを取り巻く環境をとても大切に考えている。

2. 毎日の生活で感覚機能の働きを高め，運動を取り入れる

一般に，体力は生まれてから20年間で発達し，20歳以降 40歳までの20年間で緩やかに低下，その後はさらに低下が進むといわれている。しかし運動障害のある子どもたちは，日常的に身体を動かすことが不自由であるため，体力を向上させる機会がないまま過ごすことが多い。したがって，日課として運動を取り入れていくことが必要である。運動することで体力を高めることができるほか，食事がおいしく食べられたり，気分がすっきりしたりする。これは意欲の向上や集中力を高めることにもつながっていく。「運動・食事（栄養）・休養（質のよい睡眠）」という健康の3要素を意識して生活習慣の中に運動を取り入れることが重要である。

自分で基本的な運動ができる子どもには，120%の力を出させるぐらいの気持ちで，汗をかくことを目安に運動をさせていきたい。

姿勢がとれない子どもの場合は，全身のストレッチや呼吸訓練をとおしてリラックスすることを経験させる。リラックスできるようになると，自ら身体の各部を動かせたり，腹這いや寝返り，ずり這いなど一人でできることを始めることも多い。

姿勢がとれない子どもの多くは，常に手を握りこんでいたり，主体的に動く経験が少ない。そのため，各感覚が十分に発達しているとはいえず，ボディイメージの形成にも影響を及ぼしている。脳神経外科医のワイルダー・ペンフィールドのホムンクルスの図やそれを擬人化したホムンクルス人形を参考にすれば，大脳と手足や顔のつながりがわかりやすい。

まずは，感覚の入口である手足や顔（口まわり）を中心にそれぞれの部位と入力の学習などを行い，身体各部の本来の役割を意識できるような学習をすることが肝心である。早期から継続して手間暇を惜しまずに，手足をはじめとした身体の各部へかかわっていくことが呼吸を整え運動を行うことにつながっていく。

3. 筋肉の性質を理解し，練習を日課に位置づける

運動機能障害の原因はさまざまであるが，脳にダメージを受けた場合，痙性筋の問題も含め，筋肉に問題が生じる。しかし，運動障害はあるが，できることを見極めて，子どもの可能性を引き出すよう工夫した対応をすることが重要である。そのために一般的な筋肉の性質について理解しておきたい。参考になる文章があるので引用する。

「筋肉は覚えの良い使役動物に似ている。注意深く段階的に負荷をかけていけば，筋肉はそれに耐えられるように自然に適応していく。『これだけの仕事をやってもらわなくては困るんだよ』と実例を示しながら繰り返して説得すれば，相手も『ようがす』とその要求に合わせて徐々に力をつけていく。もちろん時間はかかる。無理にこきつかえば故障してしまう。しかし時間さえかけてやれば，そして段階的に

ものごとを進めていけば，文句も言わず（ときどきむずかしい顔はするが），我慢強く，それなりに従順に強度を高めていく。『これだけの作業をこなさなくちゃいけないんだ』という記憶が，反復によって筋肉にインプットされていくわけだ。我々の筋肉はずいぶん律義なパーソナリティーの持ち主なのだ。こちらが正しい手順さえ踏めば，文句は言わない。しかし負荷が何日か続けてかからないでいると，『あれ，もうあそこまでがんばる必要はなくなったんだな。あーよかった』と自動的に筋肉は判断して，限界値を落としていく。筋肉だって生身の動物と同じで，できれば楽をして暮らしたいと思っているから，負荷が与えられなくなれば，安心して記憶を解除していく。そしていったん解除された記憶をインプットしなおすには，もう一度同じ行程を頭から繰り返さなくてはならない」[1]。

文献1
村上春樹：走ることについて語るときに僕の語ること．文藝春秋，東京，2010，pp108-109.

　つまり，日課として練習を行うから，運動能力を維持することができるのである。LS-CC法を日課に取り入れるには，次のように考えるとよい。

①小学校低学年で松葉進度5に達している子どもは，独歩を目標に歩く機会をできるだけ多くとる。時間はかかっても松葉杖歩行で通学することを目標にしたい。例えば，「朝早く登校して始業前に40分間校内を歩く」「放課後40分間校内を歩く」「帰宅後，散歩を日課にして40分以上歩く」など，本人の意欲を引き出し，どれか2つ以上を毎日行う。

　　学校には歩行には適している広い空間があるので，歩行を中心に行うと決め，自宅では登校前や帰宅後にストレッチや体操を兼ねてLS訓練を行うとし，練習の場を分けることもよいだろう。

②移動の中心は車椅子であるが，松葉進度3〜4に達している子どもも，上記①と同様に歩く機会を多くとり，松葉進度4〜5を目標に取り組ませたい。ただし，松葉進度3の初期では，歩行スピードは遅く，杖の操作や歩行時の介助や配慮が必要である。したがって，授業の中で学習として行わせることが適している。また，この段階では，CC訓練，LS訓練の成果が松葉杖歩行訓練に大きく反映するので，それぞれ40分程度の訓練は行いたい。そのためには，登校指導が終われば，LSを装着して朝の会，1時間目の授業に参加させることや，CCを活用して取り組める課題（転がしドッジボール，鬼ごっこなど）を授業に取り入れたい。

③松葉進度1〜2の子どもの場合，上記②と同様に授業の中で学習として取り組ませるのがよい。時間の配分は，「LS：CC：松葉杖＝4：3：3」を目安とし，LS3度，CC3度，松葉進度2〜3度を目標とする。この段階では，LSでの内容を工夫し，子どもが主体的に練習を行う充実した内容にしていく。**写真Ⅵ-1〜3，図Ⅵ-1**は，この段階の児童Aの個別学習，集団学習の様子と指導記録である。

　　体幹筋および股関節の伸展筋などが徐々に習熟してくると，同じ内容の練習でも本人は楽に感じるようになってくるので，一気に楽しさが増す。そして，地道に行うことにより，肩関節の粗大運動，上肢の筋力・交互運動の向上を図

写真Ⅵ-1　個別学習（LS1度）

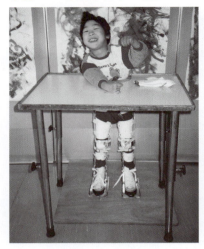
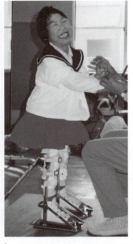

a：机を前に置き，一人で立つ感覚や達成感を味わう

b：教師と一対一で起き上がりを行わせる

写真Ⅵ-2　集団学習（LS1～4度，LS1度の子どもには教師が介助に入る）

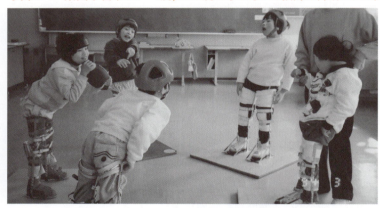

a：進度が違う子どもたちが一緒にボール回しを行う

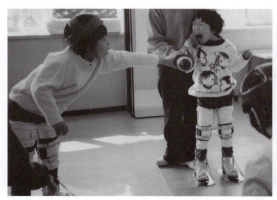
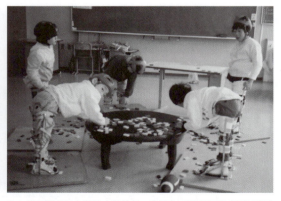

b：友達と一緒にできるボール回し
手渡しには教師の介助が必要ではあるが，ボールの行方をよく目で追い，受け取る体勢になり順番を待つ。そのために体幹を直立位で保とうとすることが成果につながる

c：床に置かれた積み木を拾う。角のない円卓を置くことで安全に子ども同士のかかわりがもてる。また，疲れたときには，机を支えにして自分で学習内容の強度を調整することもできる

写真Ⅵ-3 個別学習

a：CC1度

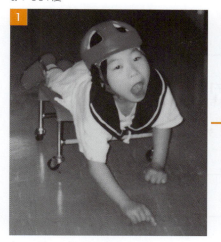
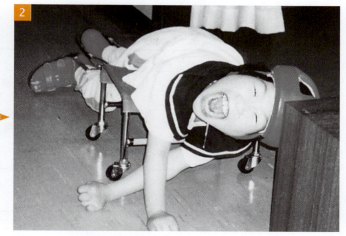

クローラーで廊下を移動する。手は握りこんでいてもかまわない

「苦労ラー」。うまくいかないときもある

b：松葉進度1

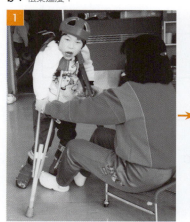
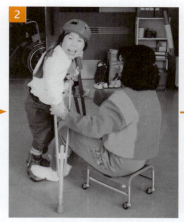
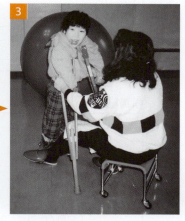

杖と足の出し方を教える。CCやLSの成果を確認する意味で時々行う。
まず，介助者の「誘導」により足が出せるようになり，次に「抑制」により足で支持できるようになる。右足→右杖→左足→左杖の重心移動時に足底で体重が受けられると次の動作に無理なく移行できるが，少しでもずれると体勢が崩れてしまい立て直せない。
大人が介助のコツをつかむまでは，本人の力を発揮できないことがある

本人も教師もコツをつかみ，スムーズにできるようになると笑顔

放課後の自主練習で母親ともできるようになる

図Ⅵ-1 LS-CC法の指導記録

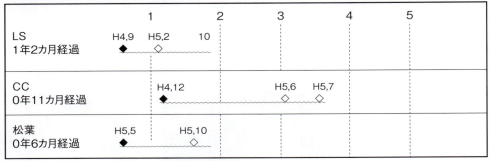

平成5年11月14日

LS-CC法の記録

No.5 （小学部4年，満9歳）

【障害の状況】	【日常生活の様子】
脳性まひ（混合型） 平成2年2月 　両股内転筋切腱術 平成2年10月 　左骨盤骨折術	・自力坐位：不可 ・移動：腹這い ・車椅子姿勢：外転装具装着により，安定よい

LS・CC・松葉進度状況（◆：開始時）

指導記録

　　　　　　　　　　　　　　進度判定
　　　　　　　　　　LS　2度　　CC　3度　　松葉　1度

坂根先生指導

CC：肘が伸びてきてよい。→少し高めのCCにする。
　　一人で動く以外に，介助者が手の交互動作に合わせてお尻を押してやる練習を十分に行い，片方ずつの手にしっかりと体重をかけることを覚えさせること。

LS：2度になってないね。
　　少し後ろにもたれさせるようにして，しっかり伸びることや，深い屈伸だけでなく，楽に起きられる範囲で立つことを覚えさせる。浅い起き上がりを中心に行う。がんばりすぎて立つのではなく，楽に立っていられるように。机を前に置いて遊ぶのもよい。

松葉杖：腰が強くなり，以前に比べ，ずいぶん楽にできるようになった。左足を出すときに右足が曲がってしまう。また，足がパーンと上がり，下りるまで時間がかかるのは，まだ，反射を使っているから。練習してさり気なく出せるようになればよい。足が出せるようになれば，リズムにのらせることが大切。

練習は，（LS：CC：松葉）の割合でがんばろう。
　　　　　　4：3：3

ることができる。

④乳幼児期からLS-CC法に取り組んでいる子どもたちについては，そのまま継続する機会を保障していくことが必要である。

　乳幼児期を終え学童期に入ると，学校で何をどのように学ぶのかが，その後の身体の状態を決めるといっても過言ではない。身体への指導はとても重要である。毎日教師が，運動面・身体面の視点をもって生活をコーディネートできるかどうかに尽きる。短時間でも「立つ」「歩く」を積み重ねることが，身体の状態をよく保つことにつながる。したがって，子どもの生活（活動）の場が学校へと変わっても，LS-CC法の練習が頓挫することなく，正しく引き継がれなければならない。授業に取り入れる以外では，日々の努力を認める声かけをするだけでも励みになる。家庭と連携して支援できるようにしたい。

　前述した「第二発育急進期」までに，どれだけ身体の土台が整えられるかが，その後の生活にとって非常に重要である。運動機能に関する子どもの課題は，本来，在籍する場が通常の学校であろうが，特別支援学校であろうが変わりはない。しかし，実際には在籍する学校の環境によって指導内容が異なり，運動機能障害児の課題に迫っていけない現実がある。現状を改善するためには教師に新しい指導を創る力が求められる。子どもの課題を無意識に切り捨てることがないように，子どもの現状を見極め，積極的に教育を創造していくことが大切である。

　筋肉の性質を知ると，一日中車椅子に乗り，身体をほとんど動かさず，机上の学習に終始させることに疑問がわくはずである。運動機能障害のある子どもたちは，少しでも不自由さを解消したいと願い，練習を続けている。成果を得るためには，日常生活の中に当たり前にその営みが用意されなければならない。教育として，その環境を保障する役割が，学校にはある。

② LS-CC法のすすめ

1. 先輩からのメッセージ
「ボクたちは，生きていくためにトレーニングが必要なのだ」

　1980年代に北療で坂根らに指導を受けた男性が，これから訓練を始めようとする子どもたちのためにと，アイディアを出し制作したのが図Ⅵ-2に示すメッセージである。当時の生活を振り返り，印象深かったことを中心に子ども目線でLS-CC法が語られている。LS-CC法をとおして，豊かな経験をした当時の様子がわかる。

2. やる気になれば難しくないLS-CC法

　これから始めようとする教師にとってLS-CC法は難しいものであるのだろうか。LS-CC法では，首を自分でコントロールすることが十分できない状態であっても，首や体幹を介助しながらLSで立位をとらせる。上肢の交互運動や上肢の支持性を

図Ⅵ-2 LS-CC法のすすめ

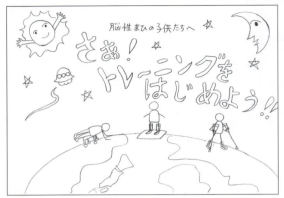
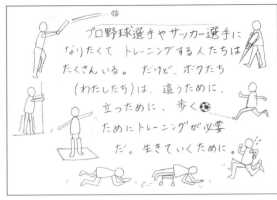
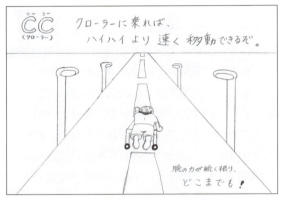
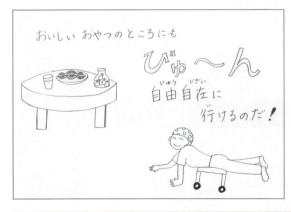
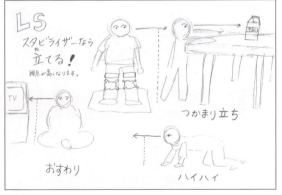

高めるためにCC訓練を行う．下肢の引き上げや交互運動を覚えさせるために松葉杖での訓練を行う．これらを行うために教師がするべきことは以下の2点である．
　①それぞれの訓練の介助の仕方を覚える．
　②事故を起こさないように配慮する．
　LS-CC法は，高次の運動・動作を指導することにより，低次の運動機能を引き出そうとするトップダウンの指導であるが，実際に行う内容は，CCでの移動や

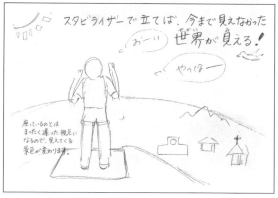
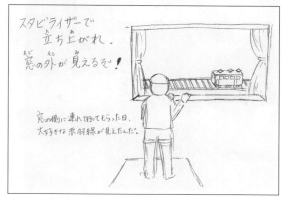
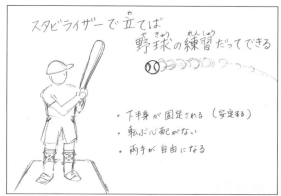
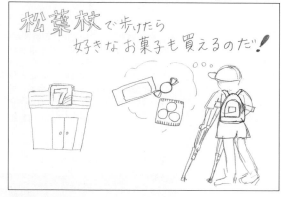
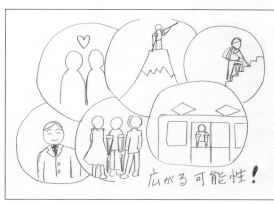

協力：(案) 阿蛭栄一
　　　(絵) 小畠みを

　LSで立つこと，松葉杖での歩行であり，複雑な運動や動作はない。まずは，子どもが主体的に練習に取り組める環境をつくれば，教師が指導を難しく感じることはない。
　2011 (平成23) ～ 2013 (平成25) 年に年間5回ずつ，教師をめざす大学生にLS-CC法の指導を体験させたところ，数回経験すると準備や介助がスムーズにできるようになり，事故も皆無であった。学校では，毎日教師が行うことも可能なわ

写真Ⅵ-4　LSの装着①

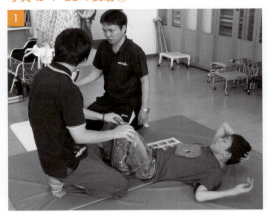
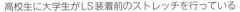
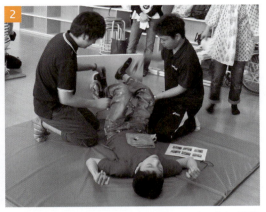

高校生に大学生がLS装着前のストレッチを行っている

大学生が2人で，高校生のLSを装着している。2人で行うと時間が短縮できる

＊LSの装着方法については，保護者が主催する学習会では保護者が慣れた方法で装着しているが，学校で行う場合は基本的な方法で行うほうがよい。写真Ⅵ-4-2のように子どもを仰臥位にし，股関節・膝関節・足関節を屈曲させると緊張が入らない。まず，足底を合わせ，下腿，大腿の順で入れる。足関節を正しく入れると踵が浮くことはない。足指が伸びているかも確認する。すべての紐・ベルトを締め，下肢を蹴らせると膝裏のスイスロックが働く。膝当てを装着してから，背側から両脇を持って立たせる。立った後，踵が浮いていないか，ベルトの緩みや強すぎるところはないかを確認する

スイスロック：膝を伸展すると自動的にロックがかかる。解除する際は後方のレバーを上方に引き上げる

写真Ⅵ-5　LSの装着②

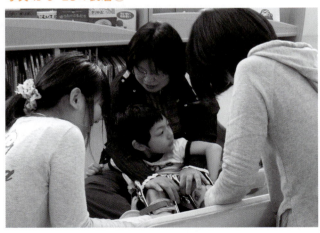

LS訓練はできるが，装着することをいやがる子どもがいる。1人は子どもの気をそらし，ほかの2人が左右同時に素早く装着して立たせる。そして，子どもの好きな活動から始める。立ってしまえば写真Ⅵ-6・7のように活動できる

けであるから，例えば毎日LS訓練を行うのであれば，教師は5日目にはLSの着脱がスムーズに行えるようになるはずである。

　また，大学生たちは子どもたちの障害の特性やLS-CC法の目標を理解し，共に楽しむ活動内容を工夫することもできた。風船バレーや卓球バレー，スタンプラリーは，子どもたちが毎回意欲的に取り組み達成感をもてる充実した内容となった。**写真Ⅵ-4～12**は，その様子である。学校では，授業づくりに詳しい教師が学習内容に合わせてさまざまに工夫することができるだろう。

写真Ⅵ-6 LSでの風船バレー

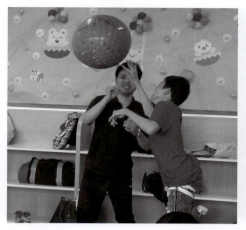
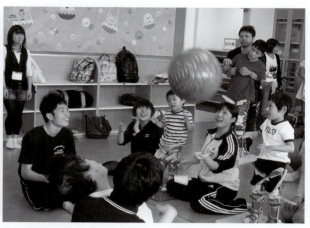

LSで風船バレーを行う。本人にできることは見守りながら介助する

写真Ⅵ-7 LSでの卓球バレー

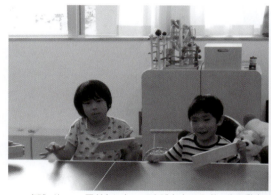
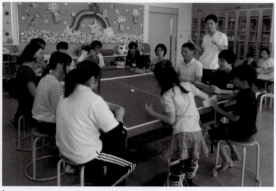

a：卓球バレー。子どもにとって卓球台上でのボールの動きは把握しやすい。ラケットを持ちやすいように工夫すると，どの段階の子どもも楽しめる。卓球台との高さ調節は，LSの板の下に各種訓練台や角材などを使用して行っている

b：卓球バレーのルールでは，椅子からお尻を浮かせてプレーしてはならない。LS立位の子どもは，同様の状況であるとみなしてゲームを行う。チームでのゲームが体験でき，楽しく活動する機会となる

写真Ⅵ-8 松葉杖訓練の準備

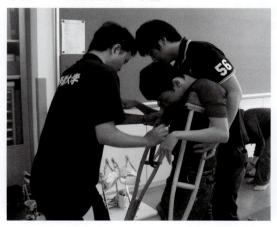

身体が大きいので，大学生が2人で担当し，松葉杖訓練の準備をしている。松葉進度2〜3であるので，適切に介助できれば歩くことができる

写真Ⅵ-9　松葉進度5の練習

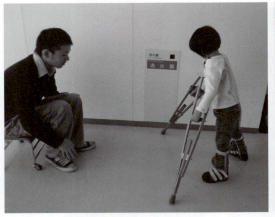
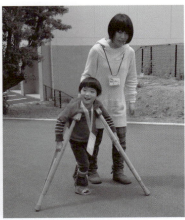

声かけをしながら見守っていれば歩くことができる

写真Ⅵ-10　松葉進度2の練習

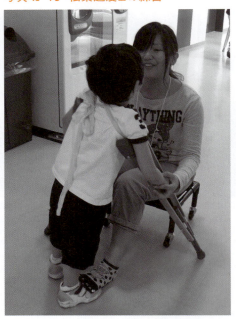

大学生が，誘導・抑制・抵抗の足さばきを覚え，杖操作や足の踏みだしを支援する

写真Ⅵ-11 急な坂道に初挑戦！（松葉進度5であっても，松葉進度4の対応をする）

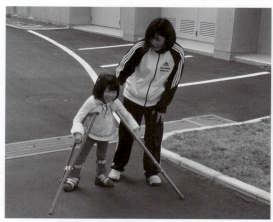

a：坂に対する怖さが出たので衣服の一部を持つ介助をしつつ，声かけしている

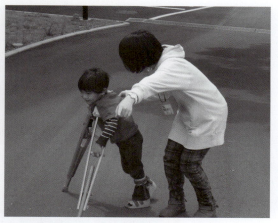

b：坂道の途中で，歩く方向を指示し，杖や身体の位置を修正することを教える

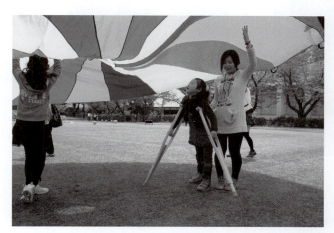

c：坂道から芝地に到着すると，ゴール地点にサプライズが用意されている。この日は大型バルーンであった

写真Ⅵ-12 スタンプラリー

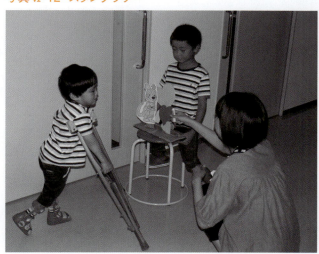

松葉進度に合わせてスタンプラリーの距離を設定している。ポイントを見つけるのを楽しみながら40分以上歩くように設定する

写真Ⅵ-13 CCでの自主練習

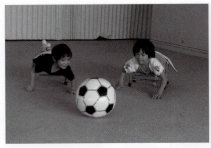
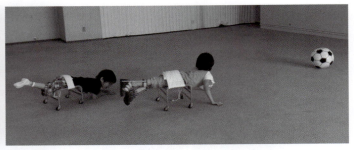

各自会場内を3周回った後，CCに乗りながら，ボールを奪い合ったり，パスし合ったりゲームを楽しむこともある

写真Ⅵ-14 竹刀を使用した練習

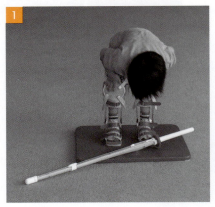

竹刀を両手で拾って起き上がる

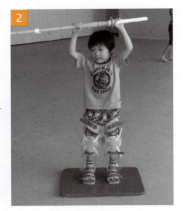

左右の腕の動きが同じ状態で身体を起こし，万歳の姿勢で伸びる。目標は1分間に20～30回

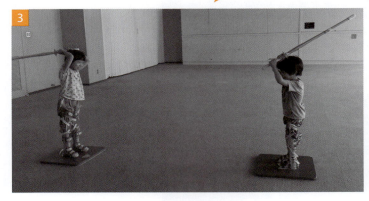

素振り100回。友達と向かい合ったり，輪になったりして，「エイ！」と声を出して呼吸を意識しながら素振りを行う。足は左右に開いた状態であるが，竹刀を正しく持ち，背面（肩甲骨）をよく動かすように意識して行う。初動負荷のトレーニングにもなる

3. 仲間を増やそう；親子学習会で仲間と共に

　子どもは，楽しいとき，うれしいときにたくさん覚える。一緒にがんばれる友達はたくさんいるほうがよい。LS-CC法は昨今，親子学習会で広がりをみせてきた。その学習会の強みを生かして，みんなでがんばることや学校の担任などを誘って，

写真Ⅵ-15　手すりを持って階段を上がる

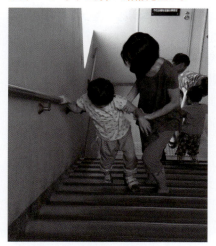

必要に応じて介助する

写真Ⅵ-16　松葉杖での歩行

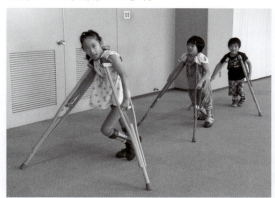
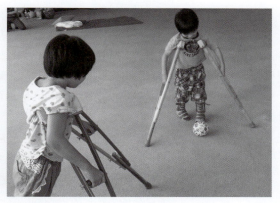

a：友達と一緒に松葉杖で歩くと，自然とリズムができ，40分程度歩くことができる

b：松葉杖サッカーを楽しむ。パスをしながら歩く

LS-CC法を知ってもらうことも重要である。ある学習会では，次のようなスケジュールを立てて行っている。子どもたちは汗をかき，息を切らしながら取り組んでいる。120％の力を出させる学習会であるので，子どもたちは回を重ねるごとにたくましさを感じさせるようになってきた（**写真Ⅵ-13～16**）。

　13：00　集合：来た人からCC訓練（30分間）
　13：30　始めの会：今日の目標を決める。準備体操（ストレッチ）を行う
　13：45　LS訓練（30分間）
　14：15　階段昇降（45分間）
　15：00　松葉杖歩行（45分間）
　15：45　終りの会：本日の振り返り，母親より一言コメント，片づけなど
　※途中，水分補給を行うが，ほとんど休憩はしない。

4. 教育になじみやすいLS-CC法の指導形態

　坂根らが行った当時の指導の形態は，学校教育の指導体制と似通ったものであった。1単位時間（45分程度）に複数の子どもを担当し，それぞれの子どもに対して週5回の訓練回数を確保していた。集団指導を取り入れ，互いに励まし合い，切磋琢磨する経験も重視していた。現在の医療機関では，医療点数制度の制約があり，このような形態をとることは難しい。集団訓練を可能にするのがLS-CC法の強みであり，訓練とはいえ内容的には遊びやゲーム的な要素，生活に必要な学習も加味され，非常に教育的な指導であったといえる。

　坂根らの理論で特筆すべきことは，「不良パターンにこだわらない」という発想の転換となる考え方である。中枢神経系にダメージを受けたことにより不自由になった身体では，どのように努力しても全く正常な運動・動作の獲得は困難である。そこで坂根らは，定型発達を分析し，「立つ」「歩く」ために気の遠くなるような準備運動を行っている，生後8カ月〜1歳3カ月の子どもの生活に着目した。そして，繰り返し，立つ・歩くために必要な筋肉の発達と筋力の向上，重心移動などを指導したのである。それは，学校で行う遊びの指導や体育的な学習，生活的な要素を取り入れた指導と同様のものである。

　北療第4代園長の廿楽重信は，ボバース法やボイタ法など外国の機能訓練法が尊重される風潮の中，発達神経生理学にのっとった「山本式」「北療式」といった日本の社会の実情に合った機能訓練を見直すべきであることを指摘していた[2]。

　学校においては，何か不恰好ではないか，これを続けても大丈夫かという疑問をもたれることもあるが，CCで下肢がはさみ足のように交差することは，松葉杖訓練の足さばきで修正することを学ばせる。松葉杖が腋下を圧迫することは，CCでの上肢支持，肩周囲筋の強化や下肢の支持性が高まると解消できる。それらは，いずれも訓練初期に生じるものであり，問題にならない。LS，CC，松葉杖の3つの道具を使うことで合理的にマイナス面を修正する学習をさせているのが，LS-CC法である。

　脊柱の側彎や変形・拘縮などの問題をかかえている子どもが身体の状態や運動機能の改善を図ることもできる。

文献2
廿楽重信：北療育園20年の変遷史；園長の立場から，療育の歩み；重い脳性まひ児の療育史・20周年記念誌，東京都立北療育園，1982，pp11-18.

---

③ 特別支援教育とLS-CC法

1. 心理社会的発達課題をふまえた指導のために

　学校入学は発達の節目であり，子どもが小学校へ入学すると，生活の中心は学校になる。時間はおおよその目安であるが，日課は**図Ⅵ-3**のようになることが多い。

　学校では，子どもの状況をアセスメントし，教師との関係性を基盤に課題に取り組んでいくことになるが，ボトムアップの指導だけでは，生活年齢や身体の成長が先行してしまい課題を達成できないこともある。

　LS-CC法はトップダウンのダイナミックな学習であり，これをとおして自信をもつことができると，全人的な発達を図る突破口とすることもできる。

図Ⅵ-3 日課の一例

起床*	学　　　校	放課後の生活 余暇/食事/入浴など	睡　　眠
	（登下校を含め8時間）	（5時間半）	（9時間）

＊：起床・身支度・朝食など（1時間半）

　子どもにとって「立てた！」「見えた！」「触れた！」という楽しい活動をきっかけに，学習意欲を高め，苦手な学習に取り組む活力を育むと，日常の基本動作の獲得につながることも少なくない。その結果，自律性・自主性の獲得も期待できる。

　LS-CC法の教育的な要素を活用し，幼児期に先送りされた課題が達成できるよう指導する。学校には，入学による環境の変化を教育効果に結びつけることや，子どもの環境の調整や発達を促す専門性が備わっている。教育の中にLS-CC法を位置づけることは心理社会的発達も促すことにつながる。

2. LS-CC法を学齢児に導入する際のポイント；運動の修正と生活化

　LS-CC法の学齢児への導入については，運動の修正と，絶対量の確保による生活化の視点が必要となる。

　指導にあたっては，子どもの状況が，マイナスかプラスかどちらへ向かっているかを評価するとともに，松葉杖の訓練では，誘導・抑制・抵抗の三種を適切に選択して指導していく。特に松葉進度4に達するまではきわめて大切な指導となる。

　LS-CC法の指導では，LS訓練と松葉杖訓練はセットであり，松葉杖訓練の土台となるのがCC訓練であるから，三種の訓練をバランスよく実施することが重要である。

　LS-CC法の実施にあたって生活化する必要性については，岡田の「ヒトはバランスを崩しながら歩く」[3]という内容が参考になる。岡田は，薄氷の張った池の上を歩くような感じのロボットの「静歩行」に対して，私たちの歩行は「動歩行」であり，ホンダの二足歩行ロボットASIMO（アシモ）の動きがそれであるという。この「動歩行」では，自らその静的なバランスを崩すようにして倒れこみながら，踏みだした足が地面からの反力を受けそれを利用して動的なバランスを維持している。身体と地面の間には「委ねる」「支える」という絶妙な連係プレーがある。つまり，「私たちは地面の上を歩いていると考えやすいけれども，同時に地面が私たちを歩かせているともいえるのだ」ということであるとすれば，つまり，運動障害のある子どもたちがそれぞれの状況に応じた連携プレーを可能にするためには，相当な練習が必要であるということである。バランスを保つのではなく，バランスを崩しては立て直すことを学習させる必要がある。

　すでに本章の「筋肉の性質を理解し，練習を日課に位置づける」（p134）で述べたが，筋肉が学習するようになるには日課として取り組む必要がある。坂根らの指導により多くの成果が出たのは，北療の入園児を対象として，その子どもたちの生

文献3
岡田美智男：弱いロボット．医学書院，東京，2012，pp64-65.

活環境をLS-CC法の指導に合わせて整えたからである。つまり，坂根らの指導を支えたのが，保育士や看護師であり，職種を越えて子どもたちへの対応をLS-CC法の指導と結びつけ，「立つ」「歩く」ことが生活に取り入れられていたのである。

　学校には時間割があり，決まった時間に決まった内容の学習を行うことができる。教師が時間割を適切に組むことができれば，登校から下校までの時間の流れの中で，子ども自身が自分の課題を理解し，見通しをもって主体的に学ぶことができる。学校の環境を最大限に活用することにより，LS-CC法の指導は成果を収めることができるのである。

3.「個別の教育支援計画・個別の指導計画」とLS-CC法

　現行の学習指導要領では「個別の教育支援計画」（**図Ⅵ-4**）を作成することが示された[4]。これは，子どもが自立していく過程で「家庭および地域や医療，福祉，保健，労働などの業務を行う医療機関との連携をはかり，長期的な視点」で幼児・児童・生徒への教育的支援を行うための計画である。人にとって「立つ」「歩く」ということの重要性を考えれば，LS-CC法は，そこに含まれるべきであろう。

　そして，学校で指導を行うためのよりきめの細かい計画である「個別の指導計画」においては，LS-CC法を取り入れた学習を工夫して行える計画とする。子どもたちの成長・発達を考えると，運動機能の維持・改善に対する学習にゴールはない。継続した指導が欠かせないのである。

　粗大運動能力の把握では，2009（平成21）年に示された脳性まひ児の粗大運動能力尺度（GMFM）Ⅰ～Ⅴレベルがある（**図Ⅵ-5**）。これをみると，レベルⅠ・Ⅱを除き，レベルⅢ～Ⅴの子どもについては7～8歳を境に運動能力の向上は期待できず，9歳以降では低下することがわかる。つまり，指導計画においてこれを拠り所にすると，小学3年生以降では可能性を追求する学習が設定できないことになってしまう。しかし，これまでLS-CC法のような生活化した指導は行われていないわけであるから，ここに示されたデータを修正できる可能性がLS-CC法にはあるのではないかと考えている。

　LS-CC法でみると，レベルⅤはLS1度程度，レベルⅣはLS1～2度程度，レベルⅢはLS3度程度であろう。子どもたちのためにも，手間暇を惜しまない地道な学習が学校を中心に行われ，新たな結果を示せるようになることを目標としたい。

　通常の小学校や中学校，高等学校に在籍する運動機能障害のある児童・生徒の中には終日，車椅子を利用して，学校生活に適応している場合も多い。

　それは，障害を克服した姿に見えるかもしれないが，長時間の車椅子姿勢は健康面でのさまざまなリスクをかかえる状況にある。運動機能を維持するためにも，車椅子姿勢は教育的配慮を要すると理解し，個別の教育支援計画や個別の指導計画にストレッチや立位姿勢，歩行時間の確保を明記するようにする。健康を保ち，二次障害を最小限にするためにも，日課として身体のメンテナンスは必要である。これまでは，学校の枠組みに合わせられるかということばかりが優先され，見落とされてきた。所属する学級がどこであろうと，短時間の休息や，身体ほぐしをすること

文献4
文部科学省：特別支援学校学習指導要領解説 総則等編（幼稚部・小学部・中学部）．教育出版，東京，2009，pp100-101，209-210．

図Ⅵ-4　個別の教育支援計画のイメージ；乳幼児期からの継続の必要性

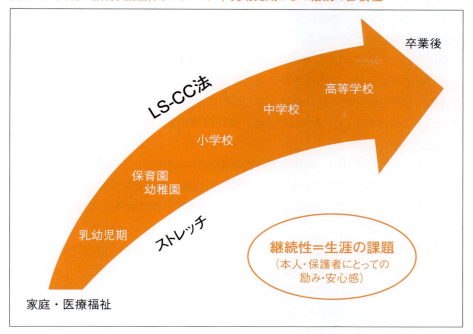

図Ⅵ-5　脳性まひ児の粗大運動能力尺度

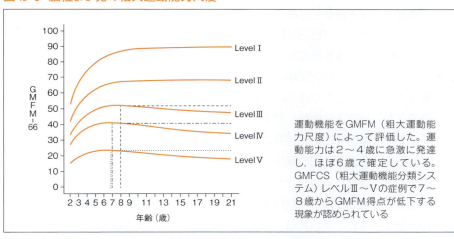

運動機能をGMFM（粗大運動能力尺度）によって評価した。運動能力は2～4歳に急激に発達し，ほぼ6歳で確定している。GMFCS（粗大運動機能分類システム）レベルⅢ～Ⅴの症例で7～8歳からGMFM得点が低下する現象が認められている

〔Hanna S, Rosenbaum PL, Bartlett DJ, et al：Stability and decline in gross motor function among children and youth with cerebral palsy aged 2 to 21 years. Dev Med Child Neurol 51（4）：295-302, 2009. ／瀬下崇，君塚葵：肢体不自由児の早期療育．発達障害研究 34（4）：322-327, 2012. を参考に作成〕

はできる。

　つまり，運動機能障害の子どもの教育においては，定型発達の子どもの教育では注意を向けなかったことに注意を向け教育に加味していく必要がある[5]。

　また就学前から続けてきた内容を学校が引き継ぎ，学習として取り上げることは，保護者にとって励みとなり，安心感を得て子どもを学校へ託すことにもなる。

文献5
山本智子：肢体不自由児の教育の在り方に関する一考察．皇學館大学紀要 52：106-108, 2014.

4. 運動機能障害児の授業とLS-CC法

　子どもの就学先は，障害の状態に応じて，特別支援学校，通常の学校の特別支援学級，通常の学級に分かれる。しかし，どこに在籍しようと，学校では授業を中心に過ごすことになる（**図Ⅵ-6**）。学校は子どもが毎日通う場であり，一日のうちで心身ともに最も活性化する時間帯を過ごす場である。言い換えれば，学校は，脳が活性化し学習効果が高くなる条件が整う環境にあり，連続して，あるいは継続的に学ぶことに都合のよいシステムである。適切な課題で「授業」を行う重要性はここにある。

　指導にあたってまずは，特別支援学校学習指導要領解説にある「肢体不自由者である児童に対する教育を行う特別支援学校の各教科における配慮事項」（**表Ⅵ-2**）や，運動機能障害児に関連する自立活動の目標（**表Ⅵ-3**），その指導内容（**表Ⅵ-4**）について理解しておきたい。

　自立活動の内容についての具体的指導内容例と留意点においては，肢体不自由児について，例えば以下のような記述がある。

- 肢体に不自由があるために移動が困難な児童生徒の場合，手段を工夫し実際に自分の力で移動できるようになるなど，障害に伴う不自由を自ら改善し得たという成就感がもてるような指導を行うことが大切である。特に，障害の状態が重度のため，心理的な安定を図ることが困難な幼児児童生徒の場合には，寝返りや腕の上げ下げなど，不自由な運動・動作をできるだけ自分で制御するような指導を行うことが自己を確立し，障害による学習上または生活上の困難を改善・克服する意欲を育てることにつながる。【心理的な安定】
- 肢体不自由のある幼児児童生徒は，経験が乏しいことから自分の能力を十分理解できていないことがある。自分ができること，補助的な手段を活用すればできること，他の人に依頼して手伝ってもらうことなどについて，実際の体験を通して理解を促すことが必要である。【人間関係の形成】
- 肢体不自由のある幼児児童生徒は身体の動きの不自由さから，自分の身体の状況を十分に理解していなかったり，空間における自分と物との位置関係を理解することに困難がみられたりする場合がある。こうしたことが概念を形成する際の基礎となる上下，左右，前後，高低，遠近等の空間に関する概念の形成を妨げる。そこで，自分の姿勢と対象の位置関係を意識させ，言葉と結び付けながら空間に関する概念の形成を図るよう指導していくことが必要である。【環境の把握】[6]

　このように示された内容を具現化する指導法として，LS-CC法は有効である。何よりも子どもにとって，LS，CC，松葉杖の3つの道具は，何をするのかという点でとてもわかりやすいため，子どもが主体的に取り組む学習が促進されるのがLS-CC法の特徴でもある。

　まずCCは，休み時間の移動や鬼ごっこなど遊びや生活で活躍する機会を増やす。CC度が上がると，一人で自由に動いたり，速く動いたりできるようになる。風を肌で感じることができるので，子どもたちはうれしそうに行う。運動会の競技への

文献6
文部科学省：特別支援学校学習指導要領解説自立活動編（幼稚部・小学部・中学部・高等部）．海文堂出版，東京，2009.

図Ⅵ-6 どの場でも行われる授業

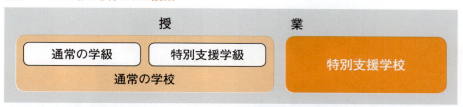

(山本智子:肢体不自由児の教育の在り方に関する一考察.皇學館大学紀要 52：108, 2014. より引用)

表Ⅵ-2 肢体不自由者である児童に対する教育を行う特別支援学校の各教科における配慮事項

①体験的な活動を通して表現する意欲を高めるとともに，児童の言語発達の程度や身体の動きの状況に応じて，考えることや感じたことを表現する力の育成に努めること。
②児童の身体の動きの状態や生活経験の程度等を考慮して，指導内容を適切に精選し基礎的・基本的な事項に重点を置くなどして指導すること。
③身体の動きやコミュニケーション等に関する内容の指導に当たっては，特に自立活動における指導との密接な関連を保ち，学習効果を一層高めるようにすること。
④児童の学習時の姿勢や認知の特性等に応じて，指導方法を工夫すること。
⑤児童の身体の動きや意思の表出の状態等に応じて，適切な補助用具や補助的手段を工夫するとともに，コンピュータ等の情報機器などを有効に活用し，指導の効果を高めるようにすること。

〔文部科学省：特別支援学校学習指導要領解説 総則等編（幼稚部・小学部・中学部），教育出版，東京，2009，pp234-237. より引用〕

表Ⅵ-3 自立活動の目標

個々の児童又は生徒が自立を目指し，障害による学習上または生活上の困難を主体的に改善・克服するために必要な知識，技能，態度及び習慣を養い，もって心身の調和的発達の基盤を培う。

(文部科学省：特別支援学校幼稚部教育要領小学部・中学部学習指導要領高等部学習指導要領.海文堂出版，東京，2009．p67. より引用)

表Ⅵ-4 自立活動における指導内容（6つの区分）

①健康の保持
②心理的な安定
③人間関係の形成
④環境の把握
⑤身体の動き
⑥コミュニケーション

(文部科学省：特別支援学校幼稚部教育要領小学部・中学部学習指導要領高等部学習指導要領.海文堂出版，東京，2009．pp67-68. より引用)

写真Ⅵ-17　CCによる運動

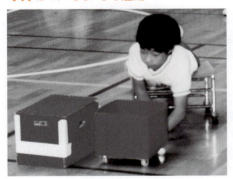

運動会の競技にCCで参加

写真Ⅵ-18　LSの傾け

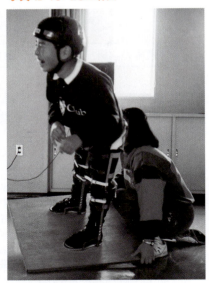

左右，前へ傾けても立位を保つことができる

応用も可能である（**写真Ⅵ-17**）。特に小学校低学年頃は，身軽で動きやすい体格であるため，大人が思っている以上にCCでの移動を好む子どもが多い。松葉杖での訓練との組み合わせで，CCのはさみ脚状態だった下肢が平行になってくるなどの改善もみられる。

　LSは，体幹をダイナミックに鍛えることが可能である（**写真Ⅵ-18**）。また，鍛えるという目的だけでなく，視線の高さを変える効果がある。日常生活が車椅子のため見えない高さの風景が，立つことによって見えることや，触れることができるものがたくさんあり，経験を増やすことができる。LSの装着については，教師が行う必要があるが，慣れれば3分程度で可能である。床に子どもを寝かせて装着し，膝裏のスイスロックをかけ安全を確かめたうえで，両脇を後ろから支えて立たせる。終了後は，床に座らせれば，安全に子ども自身がLSを外すことができる。

　学校での使用では，日課として登校後の活動を終えたらLSを装着するように決め，朝の会は立位で参加させる。朝の会が始まるまでの時間には，屈伸や友達との自主練習などをするようにすれば，短時間に下肢のストレッチや簡単な身体ほぐしの体操が毎日できる（**写真Ⅵ-19**）。

　可能であれば，1時間目の学習をLSで行い，一日の目標である40分程度のLS学習を済ませると効率がよい。LSは着脱に手間がかかるイメージがあるので，合理的な学習の流れをつくるほうが継続して行える。学習場面を工夫すれば，教科的な学習であってもLSで可能である（**写真Ⅵ-20**）。

　松葉杖は，一般的な使い方に比べ杖を長くして使用する。四つ這い姿勢の両腕をとても長くした状態であると考えればよい。LS3度近くになると松葉杖の学習を始めるのは，この四つ這いの延長という考えによる。

写真Ⅵ-19　LSを装着しての運動

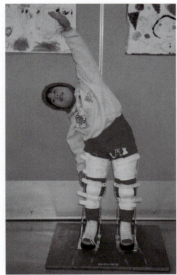

a：上肢・体幹を動かして自分で身体ほぐしの体操を行う

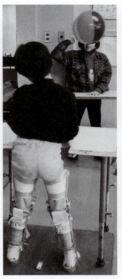

b：レールに通したビーチボールを打ち合う

写真Ⅵ-20　LSにおける教科的な学習指導

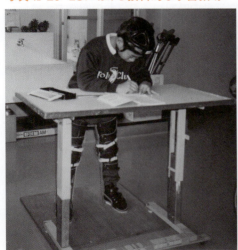

a：国語の学習

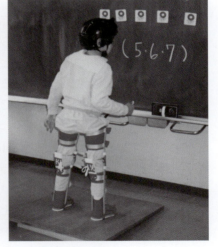

b：黒板で算数の学習

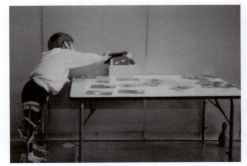

c：絵カードでの学習①

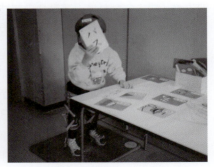

d：絵カードでの学習②

155

写真Ⅵ-21　松葉進度4以上の子ども　　写真Ⅵ-22　運動会での導入

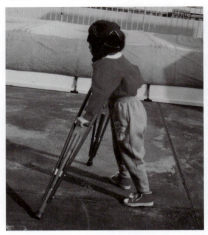
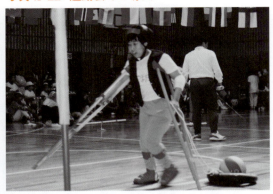

そばで見守り，40分以上歩くことを目標に指導する。進度5になると見守っていれば，歩けるようになることが多い

障害物リレーでボールをのせたタイヤを引き，旗を回ってゴールする

　松葉進度5以上の子どもであれば，直接的な介助は必要なく，教師がそばで見守るだけでどんどん歩く（**写真Ⅵ-21**）。自立活動の時間やそのほかの授業でも機会をとらえて，なるべくたくさん歩くようにさせる。校内にはさまざまな場所がある。松葉杖は不安定な道具であるが，その不安定さが重心移動を学ぶために最も効果的なのである。特に，四つ這いの延長と考えている四点歩行を卒業し，二点歩行に移行する頃には重心移動が上達しているので，坂道や方向転換なども練習に多く取り入れる。私たちが発達の過程でそうであったように，身体が覚えるまで繰り返し学習させる機会を多くもつようにする。

　「転ぶと危ない」ということを理由に松葉杖の使用を禁止する学校があるが，過度な配慮は教育の本質をゆがめてしまう。LS-CC法における松葉杖は，一般的な使い方に比べ杖を長くして使用している。そのため，杖と足の位置が適切であれば，安定している。両杖と足でつくった上底が長い台形がスタートの形であり（p147，**写真Ⅵ-16**参照），以後，三角形をつくりながら歩く。バランスのよい三角形であれば安定した歩行になる。指導の過程では，早期に適切な転び方を練習させる。松葉進度4以上になれば，運動会の競技（**写真Ⅵ-22**），買い物学習（**写真Ⅵ-23**），校外学習（**写真Ⅵ-24**）など日常生活の広がりを目標に，施設外での実用歩行にチャレンジさせる。片杖歩行（**写真Ⅵ-25**）にも挑戦させることがある。

　LS-CC法の指導を体験した教師は，このように道具しだいで子どもたちがたくさんの活動を経験できることに気づかされた。

　LS-CC法は，LS，CC，松葉杖の3つの道具を使う3つの方法で成り立っているが，3つの方法を必ずしも連続して行う必要はない。それぞれの方法を授業に合わせて取り入れることができるので，3日くらいを目安に3つのバランスがとれた練習量を確保する。

写真Ⅵ-23 買い物学習（学校近くのスーパー）

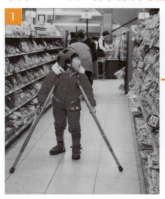
買い物をする

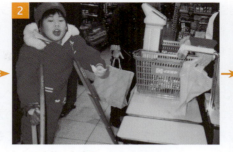
レジで支払いをする

横断歩道を渡る

写真Ⅵ-24 校外学習

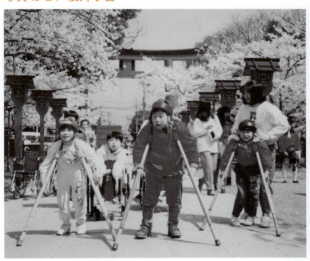
桜の季節に校外へ散歩に出かける

写真Ⅵ-25 片杖歩行

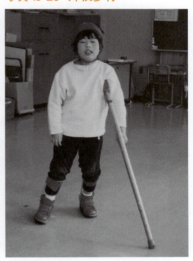
時々，片杖で歩かせ，片杖歩行を検討する

　学校での授業にLS-CC法を取り入れると，帰宅後は，疲れをとる身体のメンテナンスだけをすればよい。一日24時間しかない中での日課は，本人や家族には，切実な問題である。授業時間内の実施が難しい日には，放課後，保護者と子どもが学習できる場所（教室や廊下）を提供すれば，帰宅までにその日の課題を終えることができる。通常の小学校では放課後に行うことで，学年を越えて興味を示す他児が，運動障害について理解する機会にもなる。他児が，どのように接し，配慮すればよいのかに気づき，行動することは，共に育つ仲間として身につけてほしい生きる力でもある。

　このように，運動障害児が教師に支えられ，友達に理解され，励ましを受けて成長できる環境は，家庭や医療機関にはない。学校だからこそ，教師のやり方しだいで効果的に行えるのである。

5. LS-CC法を授業に取り入れるにあたっての留意点

授業でLS-CC法を実施する際には，以下の点について留意したい。

①本人・保護者の理解・承諾

②整形外科医による医学的管理や指導

③道具の点検と修理・作り替えの時期の見極め

④LS-CC法の学習効果の見極めと本人や保護者への評価のフィードバック

まず，保護者との連携においては，保護者がこの方法を理解していることが大切である。整形外科医，理学療法士との連携においても保護者自身が必要なことを理解して，伝えられることが必要である。主治医に今行っている学習を正しく伝え，指導・助言をもらうことや定期的な整形外科的診断は，訓練効果の評価と併せて重要である。

使用する道具については，成長に対応することが欠かせない。また道具に負荷がかかるため，傷みが生じ修理が必要なことがある。特にLSのネジは，弱い素材では破損することがある。松葉杖のゴムも減ってしまうと滑りやすくなる。ゴムを回して均等に減るようにしたり，新しいものに交換したりする。滅多にないことであるが，杖本体に割れが生じることもある。これらをふまえて，道具の点検は必ず実施するようにする。

まひがある子どもの場合，身体の傾きやねじれなど左右差が気になることがある。また，教師自身が指導の初心者である時期には，「これでいいのか」と不安になることもあるが，本書の内容を参考にしながら実践をとおして理解を深めてほしい。亜脱臼の場合，LS-CC法を続けることにより改善がみられたと診断されることは多い。

LS-CC法は，評価表を手がかりに指導を行う。例えば，現在の１つ上の評価が次の目標になるため，子どもが課題を越えていく道筋をイメージしやすい。また，必ずしもLS5度やCC5度に達する必要はなく，CCであれば４度になれば自由に動くことが可能であり，LSであれば３度に達すれば立位でのさまざまな活動が可能である。LSで立位をとっているほうが，坐位姿勢に比べて上肢の操作性がよいという「立っているほうがやりやすい」といった本人の訴えが多い。

また装着時に，子どもに違和感がないLSを作製することも訓練効果を高める要因になる。LSの主な目的は体幹の筋力強化であるので，足部を靴型にする必要はなく，下肢のそのほかの部位の構造もシンプルでかまわない。股関節の脱臼が心配される場合，理論的にはなるべく足を開いた状態で立たせるほうがよいと考えられるが，開き過ぎると子どもがいやがって立ってくれないことがわかっている。これまでの経験では，肩幅を目安にして５〜10°の外転位で作製されているLSが多い。

松葉杖歩行では４度に達すれば，慣れた施設内で40分程度，なるべく速く長い距離を歩くことが目標になる。教師は，見守りではなく，身体の一部またはたすき紐の一部を持つ。頭部を保護するためにヘッドギアをしておくこと，転ぶことや擦り傷などの軽い怪我については，本人や保護者と「そういうこともあり得る」と共通理解しておくことが必要である。子どもが無傷で育つことは，あり得ないことで

ある。

　歩きこみによって歩行のバランス感覚が向上すると，方向転換がうまくなったり，他者が不意に進行方向を遮っても，臆せず対応することができるようになる。

　まだ十分に身体が使えず，未学習や誤学習の修正という課題をもつ運動障害児に，手間暇を惜しまず必要なだけ運動発達を促せる場が，学校である。学校での授業の価値は，こういう一面にあるのではなかろうか。

　子どもの成長は早い。個人差があるとしても，小学校高学年から始まる「第二発育急進期」になると自分の身体をもて余す傾向がみられる。その時期までに運動発達，姿勢・動作という身体に重点をおく指導はとても大切である。地道な学習を長続きさせるためには，学習に対する適切な評価をタイムリーにフィードバックすることが欠かせない。

　最後に，医療の立場から長下肢装具での歩行を提案された場合について述べておく。一般には段階的な指導として，長下肢装具での歩行を提案され，短下肢装具の作製ができないこともある。しかし，長下肢装具での歩行は，膝関節部を伸展位でロックした状態で下肢を股関節から振りだす動作となるため，歩行バランスを獲得する学習にはならない。下肢の支持性が弱いことは，LSで十分に体幹の強化を図っているのであるから，短下肢装具での松葉杖歩行を繰り返すことで解消されていく。教師は，松葉杖の介助方法をできるだけ早く習得し，子どもの歩きこみが日課となるように導き，歩行の絶対量を確保するようにしたい。

6. 学校におけるLS-CC法の実践

　整形外科医の高橋純は，1970（昭和45）年から10年間，北療の園長を務め筑波大学へ移った。この間，坂根らは1974（昭和49）年からLS-CC法を考案・実践し多くの成果を収めた。高橋は，坂根らが「早期に松葉杖歩行を獲得させる」とした目的に対し，明らかに優れた成績が認められるとし，独創的な機能訓練体系として高く評価した。そして，1983年に著した『脳性まひ児の発達と指導』の中で「LS-CC法は，学校で実施するのに適した方法である」と述べている。その理由は，以下の3点である。

　①理論的な難しさがない
　②手技が比較的容易
　③訓練のための人手がかからない

　幼少期の歩行能力の獲得（歩行体験）は，「環境との相互作用」という発達の視点からとらえるとその意義は大きい。一般的なリハビリテーションの考え方では，歩行訓練の対象児は決して広くなく，ある程度の運動発達を遂げた運動障害児に歩行訓練を行うことはあっても，坐位を目的とする子どもに行うことはない。また，立位から独歩までを強く意識した指導はまれである。

　LS-CC法では，早期に松葉杖での訓練を行う。松葉杖を用いると，つかまり立ちや立位保持ができなくても，「立つこと」ができる。もし，脊柱起立筋と股関節伸展筋に十分な抗重力の力がなければ，LS訓練で強化を図る。上肢の支持力は

CCで育む。子どもの能力に応じて，LS，CC，松葉杖を使用した練習を重ねていく。そのため，抗重力姿勢を多く指導できるのである。その結果，まず，学習課題そのものへの意欲や達成感が育まれ，次に立つことや歩くことにより新たに可能になった「お手伝い」等，自らの社会的役割遂行による自己有用感の獲得があるなどの心理的意義も大きい。

　特筆すべきことは，子どもたちにかかわる大人の認識の変化であろう。運動障害児に対して抱いていた従来のイメージが，子どもが立つことや歩くことを体験することで見せる表情や意欲に出会い変容する。例えば，4日間で松葉進度4に達し，間もなく実用歩行に移行したケースがあったが，このようなケースに出会うと，子どもの潜在能力の見落としを反省するとともに，「学びたい，育ちたい，わかりたい」という強い欲求をもつ発達する存在であることを実感させられる。専門家に託された役割の一つは，可能性を見出すことであるはずである。

　以下に紹介する事例は，立つことや歩くことを十分経験していない運動障害児と，すでに何らかの歩行学習を行っているがその内容に検討が必要な運動障害児に対して教師が行ったLS-CC法の実践である。

事例1　A男（小学部2年，身長113cm，体重16kg）

▶ 脳性まひ（痙直＋失調），てんかん

▶ うさぎ跳び様の四つ這い移動とつかまり立ち可能。日常的には車椅子を使用し，自立活動の時間のみ歩行学習を行う

　A男は，2歳半よりD病院に通い，指導を受けていた。歩行器（PCW）の訓練を経て，入学時にはロフストランド杖を使用した歩行の獲得が課題とされていた。しかし，A男は，次のような状態にあった。

▶ 体重移動の際，足がなかなか出せない

▶ 教師が介助しようとしてもロフストランド杖の介助は難しい

▶ うまくいったときでさえ，授業時間の40分間で数メートル進むことができるかできないかの状態にあり，練習量を増やすことが難しい

▶ 叱咤激励の声かけをかなり必要とするため，時には，子どもと教師の関係性が悪くなる

そこで，保護者の希望もあり，他児が行っていたLS-CC法の評価を行った。

LS評価 ▶ LS2～3度。怖がって立位姿勢がとれず，緊張する状態

CC評価 ▶ CC2～3度。下腹部をCCに乗せ，下肢を伸展させた基本の姿勢をとることはできるが，前方移動には固定帯が必要で，数メートル進むと股関節が屈曲して，後ろに座りこむように落ちてしまうことが多い

松葉杖評価 ▶ 松葉進度2。基本の姿勢をとることができる。評価の際，本児から「松葉杖が楽」と，腋下で体幹を支持されたほうが身体の動きを出しやすいとの感想があった

以上の結果から，A男がLS-CC法で学習できる見通しがもてたため，まずは，

前に机を置き，LSで立ったときに本人の安心感が増す状況で取り組ませた。そしてLSによる立位姿勢に慣れ，体幹の強化を十分に行うことや，LS3度を目標に学習を継続した。2週間で立位姿勢に慣れ，床からの起き上がり（屈伸）もできるようになった。床に置いた教材をたくさん拾う競争（p136，写真Ⅵ-2-c参照）や，天井から吊るしたビーチボールを万歳の姿勢で打つなど，遊びを取り入れた集団学習では，楽しく地道に取り組んだ。この間，歩行器（PCW）の学習はせずに，LSでの学習と並行してCCおよび四つ這いでの移動を徹底した。

　半年後，LS3度になり松葉杖歩行訓練を開始した。A男がこれまで経験した歩行器（PCW）では重心が後ろにいきがちであったため，その修正をしながら，やや前傾位での松葉杖を用いた四点歩行の学習を毎日30分以上続けた。1カ月後，松葉進度4になったので，一人でなるべく長い距離を歩くことを目標とした。A男は，膝を胸につけるように脚をなるべく高く上げ（遊脚），着地する際に内転から外転への運動の修正も行えるようになった。

　さらに4カ月後，校舎の端から教室までの約90mを40分で歩ききったことが大きな自信となり，学習意欲が向上し，根気，忍耐力も出てきた。そこで，校内の移動はすべて松葉杖歩行とした。校内の教職員にはその方針を伝え協力を得た。

　自ら歩く経験は，安全な状況を確かめ，安心して行動しようとする自主性や積極性を引き出し，自分を取り巻く状況の細かな部分へも気持ちが向くようになった。これは，LS-CC法の特徴であるダイナミックな身体の動きを経験することで引きだされた学習効果である。身体の不自由な運動機能障害児は，大人に付き添われ介助されることが常態化しているが，「一人でもやればできる」ように教育として導かなければならないことが，LS-CC法により実現した。

　LS-CC法の開始から1年半後には，A男の歩行スピードは上がり，25mを約3分で歩けるようになった。そして，自宅からスクールバスの乗降場所まで，松葉杖歩行で通えるようになった。

　A男に対する実践では，まずLSで「一人で立つ」ことに慣れることから始め，徐々に屈伸運動や伸び上がる運動などを取り入れた学習を行ったことで，体幹の弱さを少しずつ克服できた。その過程で，視線の高さが変わり，いつも前かがみでうつむいていたのが，身体を起こして顔を上げ，物や状況を真っすぐ見ていることが増えてきた。

　机上での学習では姿勢が崩れ，手先の学習がはかどらなかったが，LSの立位では手指をよりうまく使えるようになってきた。自立活動の学習時間だけでなく，朝礼や全校集会，授業中など学習内容に応じて，可能な限りLSでの立位を行うようにし，1日40～80分毎日継続した。ただし，給食など社会生活の中で着席して行うことが習慣として大切な場面では，LSは決して使用しなかった。

　松葉杖はロフストランド杖に比べ，介助が容易であった。導入期に腋下に感じた痛みは赤みを伴うこともあったが，松葉杖のグリップを握り体幹を支持する支持性の向上や重心移動の上達がみられると解消された。

　松葉杖の使用による効果として，手の「握り」の変化があげられる。最初は，教

師の声かけに促されていた母指対向が，毎日松葉杖を使う必然性から母指丘が開くようになり，母指対向でグリップが握れるようになった。また，ロフストランド杖でみられた回内が解消され，前腕部が中間位で保持できるようになった。そしてもう一つの大きな成果は，膝の引き上げである。足の踏みだしの際，膝を胸につけるようなつもりで引き上げる練習をした結果，片手介助による立位での階段昇降が行えるようになり，四つ這いで階段を上がる際のスピードもアップした。入学時から掲げていた「動ける身体，使える手」というA男の目標は，LS-CC法との出会いによって少しずつ達成されてきた。

学校では，同じ学習を行う友達がいて，適切に指導を行う教師がいる。集団で学習することにより，共に努力することや友達を目標にすること，また，互いに学び合い・教え合い・助け合うことなど，大人が想定した以上の関係性の深まりや社会性の広がり，心理的な変容が認められた。

事例2　B子（小学部3年，身長115cm，体重19kg）

- ▶ 脳性まひ（右上肢および両下肢機能障害），知的障害（軽度）
- ▶ 四つ這い移動とつかまり立ち可能。日常的には車椅子を使用し，校内では，歩行器（ロレータ）歩行を行っていたが，その際，体幹が揺れるため，体幹の強化が課題であった

LS評価　LS2～3度。下肢の痙性があるが，立位保持可能

CC評価　CC3度

松葉杖評価　松葉進度1～2。右上肢に機能障害があり，握りが不十分なので，右手で松葉杖のグリップを握った状態を保持するために紐で固定して行う

B子は，他児が松葉杖を使用して歩行学習を行っているのを見て，「わたしも松葉杖で歩きたい」と訴えたため，保護者に主治医と相談してもらった。主治医からは，体育的な学習として学校で継続して変化をみるようにとの指示がもらえた。LSは製作に時間がかかるので，下肢のサイズが合うものを再利用し，松葉杖のみを作製した。

CCについては，これまで行ってきた学習の一つであったが，あらためてLS-CC法で示された評価基準に照らし合わせた指導を行った。それにより指導段階が明確になり，見通しがもてた。B子はCC4度にすぐに到達し，風を感じるスピード感を面白く感じ，休み時間には，時間があればCCに乗って過ごした。例えば，友達との鬼ごっこであったり，物を運ぶことや届けることであったり，誰かを呼びにいく教師の手伝いをよく行った。CCで荷物を運ぶためにはどのように持てばよいのか，ルートはどれがよいのか，これまで経験したことのない思考や体験を重ねた。

LSについては，下肢に痙性があるので最初は足が痺れることもあり，様子をみながら，5分→10分→20分と時間を伸ばしていった。2週間目には十分に慣れ，「足がすっとする」「もっと入りたい」と積極的にLSでの学習を行うようになった。前屈からの起き上がりは70回行えるようになった。友達と一緒に行うボール送りや，

天井から吊るしたビーチボールを使ったゲームなど，教師が考案したLSの利点を生かした集団活動ではリーダー的存在となった。各課題には，体幹を回旋させる動きや，普段車椅子を中心とした生活ではあまり体験できない運動を多く取り入れた。これらに対して集中力を発揮し，時間を惜しんで活動するようになったことは，大きな成長であった。子どもが新しい課題に取り組む際には，少しがんばればできそうだと見通しがもてる状況を整えることが大切である。

　松葉杖歩行の学習は，LSを始めて3カ月後のLS3度に達したときに開始した。まひで弱い右手は紐で松葉杖の握りに固定し，手が離れないようにした。初回は松葉進度1〜2で，重心移動が滑らかにいかないため，恐怖心が強かった。3日目には松葉進度3になり，「一人でしてみたい」と教師の誘導を拒んだ。そばで見守っていると四点歩行の基本をマスターしていた。4日目からは，不安定感がなく一人で歩けるようになり（松葉進度5），1週間を過ぎた頃には右手を固定する必要がなくなった。3カ月後には床からの立ち上がりも可能になった。

　B子の場合もA男と同じように，日常的に回内傾向にあった動作が，松葉杖の使用により前腕部が中間位で保持できるという改善がみられた。また学習面でも大きな変化があった。松葉進度5になってから2カ月間で，平仮名五十音の読み書きができるようになり，カレンダーの学習では31までの数字の読み書きができるようになった。身体の学習が，空間に関する概念形成の向上など発達の基盤になることを示唆している事例である。

事例3　C子（小学部4年，身長114cm，体重18kg）

▶脳性まひ（混合型），自力坐位不可

　小学部2年時に，日常的な介護を容易にする目的で両股関節の内転筋切腱術，左骨盤骨切り術を受ける。術後，全身の筋緊張が減少し，リハビリテーションの結果，上肢の動きにも改善がみられたが，下肢については本人の拒否があり，十分に行われなかった。保護者の希望により，坐位の獲得を目標にLS-CC法に取り組むことになった。

LS評価　LS1度。前にカットテーブルを置き，肘支えでの立位から始める
CC評価　CC1度。2つのCCを連結させて使用する
松葉杖評価　松葉進度1

　LS3度を目標に，まず，肘支えでの起き上がりを中心に学習した。2週間ほどでLSに慣れると，40分間学習に取り組めるようになる。8カ月目には，片手介助による立位姿勢を数秒間保てるようになった。その半年後には，時々姿勢の崩れがあるものの，連続して片手介助で15分程度立位姿勢が保てるようになり，10カ月後には，介助なしで数秒間立位保持ができるようになった。このように根気強く日々の学習を繰り返すことで，少しずつできることが増えてきた。そして，机に置いた肘を支えにして，自ら簡単な作業に取り組めるようになった。LS訓練を行ったことでC子の活動に広がりが出てきた。

　また，介助しながらの起き上がり練習（屈伸）では，浅い起き上がりから，床か

らの深い起き上がりへ移行した。C子は今まで経験したことのない運動を面白がり，積極的に取り組んだ。

　CC1～2度の子どもにとって，クローラーは「苦労ラー」でもある。C子の場合もそうであった。地道な努力により，目標を達成するしかない。あるとき，短下肢装具を履いていると安定して動けることがわかり，2台連結して使っていたCCが1台で行えるようになった。そして上肢の交互運動もできるようになり，8カ月後にはCC3度，その1カ月後には30m動けるようになった。

　松葉杖での学習も取り入れてみたが，LS2度に到達していない状態では，教師が松葉杖介助のコツをつかむまでは，互いに苦労が多かった。C子の場合，まずLS3度が目標であるので，松葉杖での歩行学習は，C子の進歩を評価する目的で調子のよいときに時々行った。自力坐位のとれないC子にとって，友達と一緒に「立つ」「歩く」学習ができることはとても励みになった。松葉杖で歩行訓練をした後は必ず，そばにいる教師に誇らしそうに笑顔で知らせていた。教師もC子の気持ちを受けとめ賞賛し，身体の学習に対するモチベーションを高く維持できるように対応した。以下に，C子にとっての学習効果をあげる。

- LSを使用することにより，目線の位置が高くなり視野が広がった
- 目と手の協応が促進された
- 身体を起こすことを繰り返し行うことによって，背筋や腹筋が強まり上肢の動きが安定した
- 松葉杖の握りにより，手首の回外ができるようになり，スプーンを使うことや口を拭くこと，トーキングエイド（会話や筆談が困難である人のための会話補助装置）のキー操作などが上達した
- 体力がつき，発熱などで欠席することがなくなった

7. 指導のねらいを明確にして，一貫性のある対応を！

　障害のある子どもの場合，通常の教育に加えて障害への対応がなされる。それが特別支援教育であり，通常の教育と異なり，子どものニーズに応じた教育を行うとされている。最も子どものニーズに応えられる専門性をもつのが特別支援学校で，環境や教師の専門性が高いとされる。しかし，特別支援学校の対象児であっても，現実には「特別支援学校へ進むことが最善の進路である」と思えない保護者も少なくない。健常児との関係性や地域とのかかわりを優先させて通常の学校を就学先に希望し，通学を認められるケースも多い。学校としては対応に苦慮することもあるが，できる限り必要な学習を保障していく必要がある。

　特別支援教育で大切なことは，個別の指導計画をもとに授業を行っているかということである。それは全人的発達の視点から検討されるべきであり，特別支援学校であっても，特別支援学級であっても，通常の学級であっても変わりはない。しかし，実際には学級全体の動きが優先されたり，教師の得意な指導が選択されたり，行事や学校の時間の枠に流されて時間だけが過ぎてしまうこともある。担任として子どもの日々のニーズに十分応えたいと思うが，現実には思うように進展しないこ

とも多い。

　LS-CC法は本書のタイトルにあるように，立つことや歩くことを考えた脳性まひ児のリハビリテーションの一方法である。これは，体幹および上下肢の強化と立つバランス感覚，歩くバランス感覚を私たちと同じように経験させ，生活に活用できる力を獲得させることを目標にしている。

　健常者は，正常な運動発達とともに発達に見合った筋力を獲得し，運動の組み換えができるようになっている。これにより，大殿筋部より非常に大きな力を出すことができ，身体を支えることや重心移動を適切に行うことができる。一方，運動機能障害児は，足を伸ばすことはできても，余分な２つの方向（内旋・内転）への動きが生じるため，股関節が外れやすくなる傾向がある。また，大殿筋部からは非常に小さな力しか出せないため，身体を支える力が弱く，立つことができない。だからといって，何もしなければそれまでである。

　LS-CC法は，立つことによるリスクをLSで構造的に消去し，松葉杖を使って補強している。松葉杖訓練の導入時に行う誘導・抑制・抵抗の足さばきは，よりよく身体を支え，バランス感覚と必要な筋力を獲得させ，運動の組み換えを習得できるように導くものである。その結果，子どもの実態に応じて，坐位が安定したり，四つ這いを獲得したり，松葉杖実用歩行から独歩につながっていくことなど，高次の運動の獲得による下位姿勢の改善をねらっている。そのため，短下肢装具についても独特の考え方をしている。

　LS-CC法では，短下肢装具の足関節の背屈の角度を大きくとっている。これは，「これ以上改善されないから装具で補助しよう」という考えではなく，十分な発達に至っていない足・脚・殿部について，短下肢装具で補いつつ身体を支持する動きを引き出す際に必要な筋群の強化を図ろうとしているからである。

　このように，使用する道具に役割をもたせ，身体の状態を改善するチャンスを内包し，導入期には細やかな指導を行っているため，子どもがそれぞれの学習に慣れ，たくさん練習することができる。その結果，成果も大きい。指導の過程で注意する時期は，体重が増えるときや身長が伸びるときである。例えば，今までできていたことが一時的にやりづらくなることがあるが，LS-CC法の指導を継続し，身体的変化が落ち着けば，以前のようにできるようになる。この視点がないと障害に原因をみてしまい，学習を中断してしまう見誤りを生じさせ，これまでの努力を無駄にしてしまうことになる。

　また松葉杖歩行訓練の妨げとして，プロンボードや歩行器（PCW）などがあげられる。これらは重心の位置が松葉杖を使ったときと異なる。安易に移動できる道具は，子どもたちにとっては楽であるが，歩行バランスの獲得には結びつかないものが多い。にもかかわらず，併用してしまうと松葉杖歩行訓練を行っても足が出なくなったり，胸のそりが強まったり，上達しないケースになる。また，子どもは楽なほうへ流されやすいので，LS-CC法のような努力を要する学習への意欲が持続できなくなる場合がある。

　プロンボードや歩行器（PCW）は悪い道具ではなく，推奨されている道具である

第Ⅵ章

165

が，LS-CC法からみると相性が悪い。前述したように，期待できる結果が出せなくなることをこれまで数多く経験している。

　道具は道具であって道具でしかない。どのように使うのかは，子ども本位に私たちが判断するのである。何を目標にどのような方法で使用すると効果的なのかを明確にし，「ぶれない指導」をする教師としての覚悟が必要である。

　卒業後の生活の質を保障する条件の一つは，身体がどれぐらい使えるかということである。例えば，松葉杖歩行訓練をやめてしまうことは，生活の中で足を交互に出し，体重を支持する機会を奪うことである。その結果，体幹や下肢を引きずるように上肢のみでの移動しかできなくなったり，トイレや洗面でのつかまり立ちや四つ這い移動ができなくなった例もある。私たちが無意識に行っている歩くという動作が，身体の機能維持にいかに大切かということと，運動機能障害児の運動機能の維持を担保するのは，努力を伴う日々の取り組み以外にないことを痛感させられる。

　LS-CC法をとおして身体で覚えたことは，生活の中で活用することができる。LS-CC法は，実際の指導から導き出された方法であり，移動や動作の獲得に結びついた多くの事例がその確かさを証明しているといえる。

　教育では，よいと思う方法があれば子どもと取り組み，その子どもの人生を広げていくことが必要なのである。

おわりに

　教師は，いつでも保護者と子どもが続けてきたことを受け入れ，その内容をよく吟味したうえで，今後の取り組みを考えていくことができるようにしたい。自分がやってきたこと（指導）や学校の得意な指導にこだわらず，子ども本位の教育が創造できる寛容な心と指導力を養いたいものである。

　乳幼児期の家庭での訓練的な取り組みは，母親にとって心身ともに過重な負担となることが多い。それは，子どもの年齢が低いために課題を認識して努力するということが難しいことと，母子関係に不具合を起こしそうになることから生じやすい。また，まわりの人たちの多様な考え・見方に傷ついたり，へこたれたりすることも経験する。そのような日々を経て学校へたどり着いた保護者に対して，さらに，理解を示さず学校本位の教育を展開することは酷である。

　子どもたちの将来を強くイメージし，その年齢だからこそできることを見極め，子どものニーズに応じた教育を進めることが肝要である。学校に入学してよかったと思えるような教育を行いたい。運動障害児にとって身体の学習は欠かせないのである。

資 料 1

LS-CC松葉杖訓練法の歩み

1 東京都立北療育園における脳性まひ療育

　本書で紹介した「立つ・歩くことを考えた脳性まひ児のリハビリテーション」は，1962（昭和37）年7月に開園された東京都立北療育園（以下，北療：現在の東京都立北療育医療センター）で実践・研究されたものである。北療は当時，わが国で不治永患児，教育不可能児とされた脳性まひ児の療育の先駆的存在であった。肢体不自由児の父といわれる高木憲次が整肢療護園園長のとき，医療部長であった堤直温が初代園長を務めた。その堤が全幅の信頼を寄せ，副園長に迎えたのが後輩の整形外科医山本浩である。山本も整肢療護園で肢体不自由児の治療に取り組んでいた。当時，一貫して使用したのが留学先の米国から持ち帰ったLS（Long Leg Standing Stabilizer，安定板付き長下肢装具）であった。

　北療開園にあたり，医療全般について任された山本は，当時医療から取り残されがちだった重度の脳性まひ児のことを考え，その療育の拠点とする構想も立てていた。山本は，理学療法部門において，歩行の獲得を最高目標にかかげ指導に取り組んだ。しかし，1歳前後から運動療法を行っても，3歳で歩けない子どもたちが多くいた。また，海外からのボバース法を導入し，脳性まひ児一人ひとりの経過を追っていくが，十分な効果を上げるには至らなかった。重度の脳性まひ児の療育には課題が多く，相当の努力を払ったとしても進歩は実に遅々としたものであった。

　山本の亡き後，第3代園長になった整形外科医の高橋純は，山本が，わが国で初めて唱えた「脳性まひ児の療育は0歳から」という超早期療育の理念を継承するとともに，家庭での療法が基本になるという山本の達見を推進していく。そして，「専門的知識と技術に裏付けされた障害児の療育の方法の一つとして，坂根らと共にLS-CC法を指導することになっていく（**表1**）。

表1　東京都立北療育医療センターにおける理学療法の内容の変遷（Ⅵ章p148参照）

1期	1962（昭和37）～1965（昭和40）年	マット上の基本訓練を主軸とした山本式訓練。LSも併用。松葉杖歩行訓練は，学齢期近くになってから開始するのが普通であった。
2期	1966（昭和41）～1969（昭和44）年	前記の方法を主流にしながら，山本式正常歩行訓練器（Walker）を多用。
3期	1970（昭和45）～1973（昭和48）年	健常児の運動発達を追いながら，紹介されたばかりのボバース法によるファシリテーションテクニックを主軸に行う。LSの使用は減少した。
4期	1974（昭和49）～1982（昭和57）年	松葉杖歩行訓練をなるべく早期に開始することを目標にし，その前段階の訓練としてLSの価値の見直しとCC（クローリングカー）の多用を図るようになった。LS-CC法の開発。

（山本智子：肢体不自由児の「自立活動」おけるLS-CC法の再評価．皇學館大学社会福祉学部紀要 13：137-149，2010. より引用）

2 脳性まひ児に対する松葉杖訓練

　本書で紹介したLS-CC法は，松葉杖で遊んでいたある子どもに松葉杖の操作を指導したことをきっかけとして，経験的な研究を積み重ねて確立されたものである。脳性まひ児の松葉杖動作は，健常児の運動発達におけるつかまり立ちや伝い歩きに相当するのではないかという仮説を立てた。そして，それを実践で検証し，以前から多用していたLS，CC（Crawling Car，クローリングカー）と組み合わせた指導法を考案した。1単位時間45分の訓練を週5回確保する集団指導の形態で，さまざまなタイプの脳性まひ児に対して実践が試みられた。特にLSは1980年代以降ほとんど使用されなくなった「効果がない」とされた評価にとらわれず，山本の当時の使用とは異なる方法（Ⅳ章参照）が見出された。この方法では，LSによるいくつかの機能の獲得が，松葉杖の使用につながる重要なポイントとなっている。

　この成果を坂根らは，まず「3歳以上の脳性まひ児に対する松葉杖訓練について」として，1979（昭和54）年10月に高松市で行われた第24回全国肢体不自由児療育研究大会で報告した。

　また，同年4月に筑波大学に移った高橋は，さまざまな療育現場の実情をみるにつけ，坂根らの開発した方法が優秀な成果を収めていることを再認識させられたという。そして，比較的短期間で確実に子どもに歩行能力を獲得させることができるこの方法を周知させるため，坂根らに代わり，1982（昭和57）年第19回日本リハビリテーション医学会総会において，「脳性まひにおける早期松葉杖歩行訓練（LS-CC松葉杖訓練法）の試み」を報告した。内容は，以下のとおりである。

　「脳性まひ児・者にとって，歩行能力は非常に重大な社会生活の条件であり，たとえ松葉杖歩行でも，全くの車椅子生活に比してその生活内容は大きな差がある。ことに小児では知能や情緒・社会性の発達のために，少しでも早く，1人でも多く，歩行能力を獲得させることが運動パターンの改善に劣らず重要なことと考える。

　この思想から，この十年来，坂根らは従来試みられたことのない早期松葉杖歩行訓練体系を工夫し，LS-CC松葉杖訓練法と名づけたが，症例数を重ね，筋電図による裏付けも得たので高橋が代わってこれを報告する。（中略）歩行パターンに問題はあるが，他法では歩行不能と思われる重度児でも，また3歳未満の幼児でも，IQ20程度の精薄の随伴やかなりの上肢障害のある児でも松葉杖訓練は可能であり，拘縮除去手術の併用で成績は一層向上しうる」[1]。

　参加者からの以下の2つの質問に対して次のように答えている。まず，「LS-CC法で独歩可能となった症例は，徒手的な理学療法のみでも独歩可能になったのでは？」という質問に対し，「きわめて主観的ではあるが，従来の経験で最終目標を車椅子ADLと考えた例の松葉杖歩行を達成したことが少なくないから，在来の方法よりも移動能力に関しては勝っていると信じている」。

　次の「痙直型において病的姿勢緊張を助長させるのでは？」との質問に対し，「パターン面での危惧は捨てきれないが案外悪くないようである。またたとえ問題があるとしても，早期に歩行能力を獲得することの利益には代えられないと思う」。

文献1
高橋純，中井滋，坂根清三郎，他：脳性まひにおける早期松葉杖歩行訓練（LSCC法）の試み．リハビリテーション医学 19（5）：300-301，1982.

資料1

文献2
高橋純・編：脳性まひ児の発達と指導. 福村出版, 東京, 1983, pp84-93.

高橋は翌年，『脳性まひ児の発達と指導』[2]の中でLS-CC法をイラストを交じえ具体的にわかりやすく紹介し，学校教育に導入するよう提案している。

一方，坂根らは，指導してきた子どもたちが就学したことを機に，学校との連携の必要性を強く感じ，日本肢体不自由教育研究大会（日本肢体不自由児協会主催）でも取り組みの事例報告を行った。1985（昭和60）年第9回大会では「教育分野への啓発的研究」として評価を受け，翌1986（昭和61）年の第10回記念大会では「教育研究奨励賞」を受賞した。研究から10年を経た頃のことである。

3 子ども本位の指導

本書『立つ・歩くことを考えた脳性まひ児のリハビリテーション』の実践は，開園当時から北療が貫く，全人的発達アプローチの理念のもと続けられてきた。保護者からは，「ほかの療育機関の指導では実感できない子ども本位の指導である」といわれる。

ほかの療育機関での指導がどのようになされているかは別として，LS-CC法では，子どもの運動発達に必要なことを必要なだけ，根気強く継続して行う。現在，指導者の不足から，LS-CC法を積極的に取り入れている療育機関や学校は少ない。保護者らが自ら主催する訓練会において，子どもの訓練の場の確保と，家庭での取り組みや学校と連携した取り組みの方法について学んでいる。

4 学校教育とLS-CC法

1. 1985年，第9回日本肢体不自由教育研究大会における発表

坂根らは，北療で指導した子どもたちが小学校や養護学校へ入学すると，学校とのかかわりをもつようになった。そして，国際障害者年（1980年）から5年が経過した1985年の第9回日本肢体不自由教育研究大会（以下，第9回大会）において，2例の痙直型脳性まひ児の研究について発表した。

文献3
坂根清三郎, 坂本守, 五十嵐康博, 湯澤廣美：痙直型脳性マヒ児に対する松葉杖訓練：(LS-CC法)の二経験について. 肢体不自由教育73：40-42, 1985.

文献4
三浦和：第9回大会の成果. 肢体不自由教育73：2, 1985.

第9回大会は，会長の三浦和によると「幅広い教育論議の渦中にあって，障害児教育の内容そのものも厳密な形で問われている」時期の開催であった。坂根らが教育分野のこの大会で発表した背景には，LS-CC法による徹底的な早期訓練を受け養護学校へ入学した子どもたちが，学校（担当者）の判断により，「姿勢がよくない」と訓練を中断され，車椅子生活に逆戻りしてしまうということが多かったからである。

子どもたちが北療退園後も，LS-CC法を継続してくれる学校がある中，「基本ができていない」「パターンが悪い」などの見た目の理由で，一方的に松葉杖歩行を中断する教師も多かったのである。坂根らは，発表の最後に「中枢神経学的意義，精神的意義，運動発達的意義等を考慮され，松葉杖歩行訓練にも深い理解を頂きたい」[3]と訴えている。そして，大会事務局は坂根らに，「啓発的研究を来年度もお願いしたい」と第10回記念大会への参加を要請した[4]。

文献5
坂根清三郎, 坂本守, 五十嵐康博, 湯澤廣美：重度アテトーゼ型脳性マヒ児に対する早期松葉杖訓練法：(LS-CC法)の二経験について. 肢体不自由教育78：51-55, 1986.

第10回記念大会は，「教育現場のニーズに応え，かつ専門性を深めるため，講演，セミナー，特別発表などを中心に構成」されていた。坂根らの特別発表[5]は，LS-CC

法が単に歩行能力の獲得だけを目的にするのではなく，重度運動機能障害児を対象として坐位・四つ這いなどを目標とする場合にも有効であることを示し，「教育研究奨励賞」を受賞した。この大会の報告記事には，同時に実践報告を行った愛知県立豊橋養護学校の大林貞，大濱憲彦などのグループが，従来から行っている動作訓練や静的弛緩誘導法とLS-CC法を巧みに組み合わせ，かなりの成果を上げていることが付記されている。

　大林のLS-CC法との出会いは1983年。毎年，筑波大学が行っている現職教師を対象とした夏期講座であった。教師へ指導を行った数名の講師陣の中に，医師の高橋純，教師の立川博，理学療法士の坂根らがいた。大林は，従来から養護・訓練に動作訓練（以下，動作法）を取り入れた指導を行っていた。しかし，大林らが指導していた子どもたちの中に，一人で歩けそうで，なかなか独歩ができない子どもたちがいた。動作法を取り入れた授業では，身体の弛緩から立位姿勢へと順に指導を進める。しかし，その一連の学習で授業時間が終了することが多く，大林は基礎動作に終始する指導の行き詰まりを感じていた。夏期講座でLS-CC法を知り，「ああ，こういう方法があるのか！」と，それまでの学校の指導では，徹底的に立位をとらせたり，松葉杖歩行をさせたりするという発想がなかったことに気づいた。何より，坂根の講義の中で聞いた「8カ月から1歳3カ月の乳幼児は，一日の大半を立って過ごす」という当たり前のことに納得させられた。LS-CC法を取り入れることで，徹底的に立位や歩行の学習を行えば，必要なバランス感覚を習得する子どもたちがいると考えたのである。

　大林は早速，坂根に相談し，対象となる子どもたちに合うLSを借りて実践に入る。そして，「徹底的に鍛える」ことの教育的効果を実感した。そして，同僚の大濱らと相談し，動作法や静的弛緩誘導法の親子学習会に坂根をスーパーバイザーとして招き，保護者からの理解や協力を得るようにもした。

　一方坂根は，自分たちが北療で指導した子どもたちだけでなく，就学後に教師が指導する子どもたちにおいても成果がみられることを確認し，LS-CC法の新たな可能性を見出した。そして，大林らに第10回記念大会でLSを使った指導の2例の実践報告を促した。坂根は，大会報告記事に大林らの実践を付記し，学校関係者への周知を図ったのである。

2．1990年，LS-CC法研究会の発足とその活動

　その後，LS-CC法は養護学校において徐々に広がりをみせ，大林ら数名の養護学校教師は，坂根らに協力を依頼し，1990年にLS-CC法研究会を立ち上げた。LS-CC法研究会は，「第1回全国LS-CC法研究大会」を東京都立障害者スポーツセンターで1991年8月10日〜11日に開催した。参加者は，主として養護学校の教師で，坂根によるLS-CC法の概要の紹介のほか，顧問である整形外科医の高橋純による基調講演も行われた。高橋は，全人的発達における立つ・歩くことの重要性，医療と教育の子ども観の違い，その歴史的な溝を教師個々の馬力と使命感により乗り越えることの重要性を語った。

　また，大宮市立大宮養護学校の天野らや大濱による実践報告「養護学校における

LS-CC法訓練の導入と活用」も行われた。実技講習では，参加した教師らがグループに分かれて実際にLS-CC法を行っている子どもたちの指導を体験した。車椅子上では座りにくさが目立つアテトーゼの子どもが，LS訓練や松葉訓練では意外なほどスムーズに訓練を行っている姿が参加者の注目を浴びた。

LS-CC法研究会は，以後10年間で全国研究大会や実技講習会を東京・愛知・京都で20回開催した。その間，坂根は1995年に手引書をまとめており，それを発展させたのが本書である。全国研究大会や実技講習会には，全国各地の教師らが参加した。

モデル参加した子どもたちの訓練の様子や成果は，大林の最初の驚きと同様に，教師たちを刺激した。詳しくは後述するが，「第1回全国LS-CC法研究大会」に教師が参加したことをきっかけに，LS-CC法を積極的に導入した養護学校として，私立の聖マリア養護学校があげられる。ボイタ法で有名な聖ヨゼフ整肢園に併設された学校であったが，医療と連携しながら，教育的には独立しており，LS-CC法導入期は年に2〜3回，坂根を校内研修会の講師として招き，対象児が在籍した約7年間子どもたちへの指導を行った。

LS-CC法を取り入れた学習会では，母親ばかりでなく父親の参加が増えたという変化があった。立つ・歩くことに対する保護者の関心の高さが感じられた。

3. 1992年，聖マリア養護学校の実践

1994（平成6）年に発行された聖マリア養護学校の『実践の歩み第16号』には，1992（平成4）年9月〜1994年3月までに行った14名の児童・生徒に関する「LS-CC法を取り入れた養護・訓練」の実践記録がある。これは，導入から初期の指導についてまとめたもので，9名の教師による実践報告である。対象は，小学部1年から中学部2年の児童・生徒で，学齢期になりLS-CC法に取り組んだ子どもたちである。

聖マリア養護学校は1990年代に入り，養護・訓練の指導を担任が中心になって行う体制に移行していた。それまでは，養護・訓練専任教諭が中心になり，毎年度初めに小児神経科医師や理学療法士の指導・助言を受け学習内容を選定していた。

担任が養護・訓練の指導を行うようになった頃の在籍者は，聖ヨゼフ整肢園の入園児生よりも近隣からの通学児生が半数を超え，その通学児生が必ずしも医療機関を受診しているとは限らなかった。子どもたちの運動発達に対して，学校の果たすべき役割が非常に大きくなってきた時期であった。

「第1回全国LS-CC法研究大会」に初めて参加した筆者でもある山本は，歩けそうで歩けない子どもに対して有効な指導法であること，独歩だけを目指す方法ではなく日常生活における各種移動能力の向上と介助されやすさの獲得につながる方法であることを実感した。また，次のような，これまでの指導を見直す視点を得た。

例えばCCの指導では，LS-CC法の評価表に示されたような段階的な指導の視点がなく，手への刺激が入り，自分で動く体験によいという固定した考え方についての反省である。

LSについては，学校で使用していたプロンボードと比較して，①あしが崩れない，②練習量が十分確保できる，③腰が強くなる，④膝当ての使い方しだいで膝の動きの

調整が可能，⑤集団訓練が可能，⑥腹部で身体を支えない，というLSの価値を感じとることができた。

松葉杖訓練も同様に，重心移動の学習としてはダイナミックで全身を使った運動であり，平行棒や歩行器では得られない学習ができる。

そして翌年，学校の理解も得て，導入の時期や方法を検討するために山本が，8月に行われた「第2回全国LS-CC法研究大会」に参加し，担任していた数名の対象児の学校での様子を記録したビデオを坂根に預けた。それに対して坂根は，以下のコメ

聖マリア養護学校は，1976（昭和51）年に学校法人聖マリア学園によって設立された。キリストの福音を基盤にしたわが国唯一の肢体不自由養護学校である。わが国の社会福祉事業にとってキリスト教の果たした役割は極めて大きい。

1963（昭和38）年12月に開園された肢体不自由児施設聖ヨゼフ整肢園の入園児は，当初，整形外科的な単一障害の子どもたちが多かった。開園後，間もなく園内に設けられた学校法人ノートルダム学院小学校特殊学級は，原則として居住地の小学校に在籍し，短期の治療を終えれば原籍校に復帰する者を対象としていた。しかし，1970（昭和45）年以降，肢体不自由療育の中心が脳性まひ児に移行し，入園児の若年化，重度化，療育の長期化に対応する必要性が強まった。また，就学猶予・免除の取り扱いを受けていた重症心身障害児に対して，その保護者や担当する職員らから，教育を保障していこうという強い決意が生じた。学習担当者の配置，学習室の準備，日課に保育や学習を組みこむなど，学校教育への準備を積み，ノートルダム学院小学校特殊学級を経て聖マリア養護学校の開校に至ったのである。

障害児の教育ニーズに応えるという発想のもとに運営された聖マリア養護学校が，悲願として貫いたことの一つに義務教育無償の原則の堅持がある。学校は，京都府私学運営費補助金によって運営され，内外の寄付金によって施設・設備の整備などが行われた。

1978（昭和53）年からは通学児生も受け入れた。また，京都市立呉竹養護学校が市の南部に位置することから，京都市より，通学に不便な西北部の肢体不自由児の受け入れを要請された。通学児生の増加に伴い，スクールバスでの送迎も行うようになり，在籍者は小学部・中学部を合わせて70名を超えるようになった[1]。

学校周辺には，金閣寺や北野天満宮，消防署や警察署，商店街や大型スーパーなどがあり，多岐にわたる学習や生活経験を積む教育環境にも恵まれていた。京福電鉄嵐山本線や市バスなど交通の利便性も高かった。

1980（昭和55）年に同校を訪れた，元大阪府立堺養護学校長（当時，大阪府科学教育センター）の松本嘉一は，「京都でカトリックの学校というといわゆる上流階級の子女というイメージがあったが，教師も親も子ども自身もキリストの福音に忠実に，謙虚で明るい。また，障害のある子どもを神の子として自覚する教育の真実の重み，深みを感じた」という。そして「再度訪れることを楽しみに帰路についた私の胸に，花田春兆さんから伺った結城校長率いる光明学校の姿がふと重なった」[2]と記している。

「LS-CC法を取り入れた養護・訓練」の実践記録からは，松本のいうように「子ども達のために教育的に必要なことは全て行う」という信念と，それを貫く日々の努力が読み取れる。

聖マリア養護学校は2004（平成16）年3月，京都市の全国初の総合養護学校への改編に合わせて閉校した。

文献
1) 出島成子：私立小学校特殊学級から肢体不自由養護学校への発展：聖マリア養護学校．肢体不自由教育史料研究会編，証言で綴る戦後肢体不自由教育の発展，日本肢体不自由児協会，東京，1992，pp71-72．
2) 松本嘉一：学校・学級紹介：聖マリア養護学校．肢体不自由教育44：20-21，1980．

資料1

ントをしている。

「子どもたちがロレータを使用して歩いている。年齢が7歳前後であるということから，松葉杖歩行の施設内実用はそれほど難しいことではない。また，教師にとってもLS-CC法の技法習得には格好の対象児ではないか」。

そこで，山本は学校の協力のもと，必要な用具などの手配をLS-CC法研究会の大林，大濱に依頼し，9月中旬には，まず保護者の理解や協力が得られ，医療機関の訓練指導を受けていないA子が坂根の指導を受けた。初回の判定は，LS3度，CC4度，松葉進度2であった。A子は40分程度の松葉杖歩行訓練で四点歩行のコツをつかみ，その後40分ほど練習し，松葉進度3に準ずる状況になった。その日，山本も，坂根から指導上の助言とコツを得て，A子の松葉杖歩行訓練の介助ができるようになって帰路についた。

A子はその後も授業で山本の指導を受け，1カ月後には松葉進度4に到達した。A子の変容は，ほかの教師や保護者にもLS-CC法に対する興味をもたせることになった。11月下旬には坂根を招き，学校主催の「訓練実技研修会」が開催された。研修会には全教員のほか，12組の親子も参加し，坂根から丁寧な指導を受けた。保護者からは「訓練が大変であきらめていたが本当は歩かせてやりたかった」「歩きたいという子どもの願いを再認識させられた」という声が寄せられている。

そして，学校は以下の特徴をふまえ，LS-CC法を体育的な指導と位置づけ，保護者が希望し，主治医の理解が得られた子どもを対象に授業に取り入れることにした。

①訓練内容は，健常児の段階的な運動発達に必ずしも従っていないが，トップダウンの指導をとおして子どもの運動機能発達を促している。

②いわゆる不良パターンにこだわらない。

③いわゆるファシリテーションテクニックを用いない。

以後，4カ月に一度，坂根を招いての学習会と個別指導を実施しながら，普段の授業でLS-CC法に取り組んだ。放課後には，週2回保護者による自主練習も行われた。つまり，授業として可能な限りLS-CC法を取り入れるが，足りないぶんは放課後に保護者の協力を得ながら補うという態勢をつくったわけである。LS-CC法は，LS，CC，松葉杖の3種の訓練をバランスよく行うことが必要であり，地道に練習量を確保し継続する必要がある。この放課後の自主練習には教師も参加し，保護者への学習状況の伝達，必要な練習量の確認，教師間の指導技法の伝達などを山本を中心に行われた。また，長期間の休みには毎週1回，対象児が集まって自主練習を行う日を設け，そのほかの日は各家庭での取り組みを続けた。

1992年11月と1994年2月の松葉進度とLS度の関係を比較すると（**図1**），LS2～3度の子どもの場合，松葉進度の上達が早いことがわかる。

坂根による指導は，保護者主催の学習会へ移行し，他校の子どもたちにも門戸が開けられ，LS-CC法研究会の援助を受けながら，1999（平成11）年3月まで続けられた。

聖マリア養護学校の実践では，次のことが指摘されている。

図1 松葉進度とLS度の関係の比較

①1992年11月

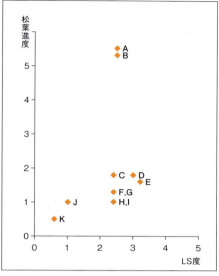

①1994年2月

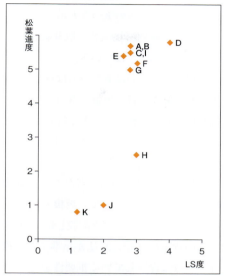

(小林純子, 福永哲子, 池田勝己, 他：養護・訓練の研究；LS-CC法を取り入れた養護・訓練の指導・実践の歩み. 聖マリア養護学校 第15号, 1994. より引用)

(1) 指導は難しくなく, 教師でも可能である。
(2) 各評価表の判定基準を目安に子どもの状態が把握でき, 指導計画が立てやすい。
(3) 発達が進みにくい重度障害児に対しても, 細かな配慮をしながら指導ができる。
(4) 一人の教師が同時に数名の子どもの指導を行える（レベルの差に関係なく, また, CC, LS, 松葉杖の3種の訓練も同時に指導可能）。
(5) 子どもや保護者にとっても訓練内容がわかりやすく, 目標をもった学習ができ, 経験した子どもは積極的に取り組むようになる。

【CC】
① 以前から使用していた道具であるが移動手段としての使用だけでなく, 評価表を活用して段階的・効果的に指導することができる。
② 子どもは, 慣れるにしたがい移動のスピードアップに面白さを感じ, どんどん乗りたがる。運動量が増え体力が増進する。

【LS】
① 以前は介助が大変であるために立位姿勢をとらせることがなかった子どもでも, 容易に立位姿勢をとらせることができる。徐々に慣れていくと40分程度の立位姿勢が可能となる。
② 同時に複数の子どもの訓練が可能で, なおかつ実態に応じた課題の指導ができる。
③ 養護・訓練の時間の指導以外でも使用可能であり, 立つことを多く経験させることができる。

【松葉杖】
① 前方あるいは後方より介助が可能であり, 重心移動の指導が容易に行える。
② 松葉杖を使用し, たすきがけをすることにより対象児が広がる。
③ 手の握りに問題があっても, 紐の補助で訓練が可能である。
④ 進度5以上になると自主トレーニングが可能で, 練習量が多くなる。

また，実践の歩みのまとめには，雨の日や湿気の多い日に廊下で滑らない管理，床の材質と松葉杖の相性の細かなチェックなど学習環境の選定，発達のプロセスにおける指導のあり方への気づきも示されている。そして，子ども自身が友達と励まし合って楽しく積極的に根気強く取り組むLS-CC法の学習が，学びの本来の姿であると気づかされたと記されている。

　坂根との学習会にあたっては毎回，山本が子どもたち全員の変容と直近の状況を記入した詳細な資料を坂根へ事前に送付した。事後には坂根のコメントを含めた指導記録を作成し，学校では指導記録をもとに指導の重点を明確にした指導が行われた。

4. 学習会の広がり

　坂根らLS-CC法の指導者たちは，退職後も保護者が主催する訓練会（学習会）の指導を続けてきた。そして，坂根の後輩にあたる湯澤は，2002（平成14）年，LS-CC法研究会のホームページを開設し情報の発信を始めた。

　この背景にはLS-CC法が指導できる後継者の発掘と，運動障害児の運動機能の発達を十分に保障していく重要性をあらためて訴える必要性を感じていたことがある。本書でも，その具体的な指導法について示した。

　保護者や本人のこれらに対するニーズは高く，現在でも埼玉，東京，静岡，名古屋，京都などで月に1〜2回程度LS-CC法の訓練会（学習会）が行われている。

資 料２

LS-CC松葉杖訓練法による
指導をして50年

1 1960年代における脳性まひ児への訓練の概要

　脳性まひを中心とする肢体不自由児施設に筆者（坂根）が訓練士として勤務したのは，1960年代初めであった。脳性まひに対する「早期発見・早期治療」という言葉が叫ばれはじめた頃である。外来では，生後～1歳未満の子どもが訓練・指導を受けていた。

　当時勤務していた施設の入園は，単独入園のため3歳からであり，目標は，基本的な日常生活動作の獲得とその拡大であった。入園児の運動機能を移動能力で分類すると，年ごとに多少の変化はあるが，おおむね以下のとおりであった。

①	寝返りできない，寝たきり	10%
②	寝返り・腹這い可能	20%
③	四つ這い可能	60%
④	歩行可能	10%

　入園期間はおよそ1～3年である。しかし，その間の移動動作の上達は芳しいものではなかった。というのも，入園時に腹這いが可能であった子どもは，そのスピードが少し速くなったけれども自力坐位はとれない。また，四つ這いが可能であった子どもは，そのスピードが少し速くなった程度で，歩行の獲得がほとんどできなかったからである。

　開設以来数年間，「総合診」という診察会で，整形外科医の指導のもと，子どもを実際にみて，直接に触れながら，訓練の内容，テクニックなどについて園の職員が共通の理解を深めていった。子どもに対する訓練目標と内容は以下のとおりである。ここで，当時の訓練内容を振り返ってみる。

1. 寝返り，腹這いをする子ども

【訓練目標】①自力坐位とその安定

　　　　　　②四つ這い移動の獲得

【訓練内容】①関節可動域訓練

　　　　　　②体幹（腹筋，背腰筋など）を強化する起き上がり・反り返り訓練

　　　　　　③肘立て，腕立て

　　　　　　④坐位保持

　　　　　　⑤四つ這い位保持訓練　など

2. 四つ這い移動が可能な子ども

【訓練目標】①つかまり立ち，伝い歩き，歩行など

【訓練内容】①関節可動域訓練

　　　　　　②しゃがみ立ち上がり

③立位，片足立ち，片膝立ち

　　④平行棒

　　⑤歩行器歩行訓練

　　⑥介助歩行訓練　など

　この際，松葉杖訓練を行う数例の子どもがいたが，長下肢装具（Long Leg Brace；LLB）を使うことが多く，介助は，子どもの後ろに立って行っていた。また当時，LS（Long Leg Standing Stabilizer, 安定板付き長下肢装具，写真IV-1, p79）が数台あり，マット上の訓練が十分できた子どもに，ご褒美として10分くらいこれを使用して立たせることもよいことになっていた。

2　LS-CC法の考案

　そんなある日，A君という4歳の子どもが，訓練室の片隅にあった松葉杖を手にして遊んでいた。A君は，脳性まひの痙直型で，上肢にはほとんど問題がなく，四つ這い移動，つかまり立ちが可能であった。IQ（知能指数）は，田中ビネーで100程度であり，知能的にも問題がない。杖の長さを適当に調節して持たせ，立たせてみた。そして，A君の後ろに立ち，A君のズボンのベルト付近を持って，安全を確認しながら歩行訓練を始めてみた。

　立位保持が上手な子どもだったので比較的容易に，杖・足の出し方を覚えてくれた。3〜4週間後，介助はせずにそばについているだけで，訓練室内を4〜5m歩けるようになった。半年後には，居室から訓練室までの約30mを同様に松葉杖で歩けるようになった。A君のこの進歩は，筆者にとって貴重な体験であった。

　このA君の松葉杖歩行能力獲得の過程をみたことがきっかけとなり，筆者以外の数名の訓練士も，各々が担当する子どもに松葉杖訓練を試みるようになった。

　まずは，痙直型のいろいろな子どもに試してみた。A君程度の子はもちろん，A君よりも機能的に低い子，例えば手の握りの弱い子，膝が曲がってよく伸びない子，軽い尖足があり立位の安定性がわるい子，そして知能的にやや低い子どもも対象としたのである。それぞれの取り組みの経過の中で，さまざまな工夫がなされた。

　松葉杖の腋下受けが脇から外れるのを防ぐため（腋下受けが外れることが多く，そのことを子どもが大変恐がった），紐を使って，たすき掛けで固定することを考えた。これはちょっとしたことではあるが，初期の松葉杖歩行訓練を行っている子どもの恐怖心を取り除くことに役立った。

　松葉杖のグリップを握る能力の低い子どもには，紐，あるいは固定バンド（**写真1**）を使用して，握った状態を維持するように補助した。これは，松葉杖の操作を容易にした。工夫といえば，ある訓練士が発案した訓練方法は特筆すべきものであった。それは，訓練士がCC（Crawling Car, クローリングカー）に座り，子どもと向かい合って，松葉杖のグリップ周辺を軽く支えて，足・杖の前方移動を介助する方法であった。この方法がLS-CC法の指導スタイルとなった。

　さて，松葉杖歩行訓練開始後1年が経ったA君は，軽い前傾位が直立位になり，

資料2

179

写真1　松葉杖の手の固定バンド

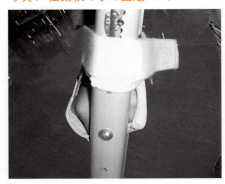

スピードも増し，二点歩行が可能となっていた。その後，驚いたことには，まもなく独歩を開始したのである。

　松葉杖歩行訓練開始にあたって，体幹筋（特に背腰筋あるいは下肢筋）が弱いため立たせると腰を後ろに引き，膝を曲げてしまうため，長下肢装具を使用せざるを得ない子どもも少なくなかった。しかし，長下肢装具は前方への振り出しが非常に難しく，子どもにとっては無理な労力を強いることになった。したがって，「長下肢装具の使用は，松葉杖歩行の上達をかなり遅らせるものである」ということに気づかされた。この経験から松葉杖歩行開始時は，短下肢装具（Short Leg Brace ; SLB）の使用が望ましいと考えた。

　体幹筋や下肢筋の弱さは，日常生活の中で立位をとる時間が非常に少ないことを考えると当然のことであった。そこで，短時間しか使用してはならないとされていたLSを積極的に多用することにしたところ，効果が認められたのである。

　最初，長下肢装具でなければ立てなかった子どもが，短下肢装具で立てるようになった。短下肢装具で松葉杖訓練を行うと，足を出すことが容易になるので，歩行量が増える。これが結果として，全身の筋力の増強につながった。

　四つ這い可能な5～6歳の子どもたちに松葉杖歩行訓練を開始して半年～1年，長くて2年経つ頃には，施設内での松葉杖歩行がゆっくりとだが可能になることが多かった。そして，訓練内容として必要ではあったが，限られた訓練時間内ではしばしば割愛されていた動作である，膝立ち・膝歩き・つかまり立ちが可能となり，しかも上達していた。

　その後，痙直型のみならず，アテトーゼ型，失調型，混合型などすべてのタイプの脳性まひの子どもに松葉杖訓練を試みた。対象年齢は最初5～6歳であったが，4歳，さらに3歳と引き下げ，現在では2歳くらいからを対象としている。"鉄は熱いうちに打て"という言葉があるが，歩行訓練もなるべく早期に始めたほうが結果もよい。

　松葉杖歩行訓練の経過の中で重要な事柄に気づかされた。それは，四つ這い移動（いろいろな四つ這いを含む）ができていると，松葉杖歩行訓練が比較的容易に始められることであった。考えてみれば，ごく当たり前のことである。そして，歩きこむことによって2～3年が経過すると，独歩を開始することが多かった。

しかし，松葉杖歩行訓練を妨げる大きな壁もあった。それは，下肢関節の拘縮（筋が短縮して固まる病的変化）の問題である。徒手による変形の矯正，例えば関節可動域訓練をストレッチで行うか，器具・装具で行うか，あるいはそのほかの方法（薬物，手術）によって行うかは大変難しい問題であった。現在，結論としては，整形外科的手術が最も効果があると考えている。

3 子どもの訓練と母親の思い

松葉杖歩行訓練にまつわるエピソードを紹介する。

当時4歳のB君は，頭部外傷のため左上肢の支持性が弱く，移動は変形の三つ這いかいざり這い（尻這い）で，つかまり立ちはできなかった。母親が次子出産のため，B君は3カ月の短期入園をするためにやってきた。

担当の訓練士は，B君の体幹の発達を評価し，下肢関節の拘縮の程度が少ないことをみて，早速，松葉杖歩行訓練を開始した。3カ月後，B君は訓練室の中を何とか一人で松葉杖歩行ができるようになっていた。出産を終えて子どもの面会に来た母親は，「うちの子は，どこにいるのでしょうか」と，床に目を走らせながら筆者に尋ねた。「お母さん，ほら，あそこですよ」と示した先には，担当訓練士と歩いているB君がいた。松葉杖を使用していたが，トコトコと楽しそうに歩いていた。母親は，思わず「えっ」と言って目を見張り，すぐに涙ぐみながら「うちの子が，歩いているなんて」と声をつまらせた。

4 LSの活用による訓練効果

ここで話は前後するが，LSにかかわる2つの経験を紹介する。

最初の経験は，知的障害のある4歳のC君である。訓練士とは全く訓練にならないが，母親となら片手の手つなぎ歩行ができる。しかし，手を放した途端，座りこんでしまう。筆者は，思いあぐねてLSでの訓練を行うことにした。母親が弾くオルガンのそばでLSでの立位訓練を行うと，オルガンの端につかまって立位が保持できた。しかも，ニコニコと上機嫌であった。週に1～2回の通園の内容は，ほとんどLSでの立位訓練であった。母親のオルガンに合わせて，手をたたくようになり，3カ月後には独歩が可能となった。

C君の独歩からしばらくして，同様に知的障害のある3歳を少し過ぎたD君が来園した。D君も一対一の訓練を非常にいやがった。そこで，C君と同じようにLSでの訓練を行った。D君の前に適当な高さの机を置き，その上で玩具遊びをしながら立位を保持させた。週に2回の通園で，半年後には独歩を始めた。

この2例の経験から，それまでは，それほどとは思っていなかったLSの効果について同僚と語り合った。1例だけではなく2例続いたことから，その後の訓練にはLSを多用することにしたのである。十分に自信があるわけではなかったが，実践から導かれた方法であった。

5 寝返り，腹這いが可能な子どもに対する訓練

次に，寝返り，腹這いが可能な子どもに対する訓練であるが，目標は，自力坐位の獲得とその安定，四つ這い以上の能力獲得であった。

ここで，坐位の安定について考えてみる。健常児の坐位の安定性をみると，①生後10カ月で四つ這いを始めた子どもの坐位の安定の状態，②歩行を始めた子どもの坐位の安定の状態，③歩行が安定した2歳前後の子どもの坐位の安定の状態を比べると，当然のことながら，③が安定性に優れている。①②③の比較は，脳性まひの子どもにおいても同じだと考えられるが，やはり，脳損傷のある脳性まひの子どもは，全く同じとはいえないであろう。しかし，より高次の移動能力が坐位の安定性を高めるという推論から，この子どもたちに対してもLSでの立位訓練を実施し，できれば松葉杖訓練も行って坐位の安定につなげたいと考えたのである。少ない事例ではあったが，1980年代半ば頃のことであった。そして，一人ひとりの状態を客観的に評価した結果，これでよかったといえる。松葉杖訓練において，四つ這いが可能な子どもに対する介助量に比べるとかなり手はかかったが，松葉杖訓練を続けられる子どもは，目標に到達することができた。

6 寝返りのできない子どもに対する訓練

寝返りのできない子どもの多くは，全身の筋が異常に緊張，あるいは弛緩して随意性の運動に欠け，摂食や呼吸などに問題があった。

訓練内容としては，ごく基本的なことではあるが，腹臥位での顔上げ，寝返り，腕立て，坐位，ストレッチなどである。目標とする寝返り，坐位の安定などについては，到達は非常に困難であった。

実践の初期の頃は，内心何をしてよいのか困惑し，行き詰まりの状態であった。というのは，このような重度の障害のある子どもの入園期間は約1年であり，身体的にも体調不良を起こし，訓練回数も多くはとれなかったのである。いわゆる基本訓練を積み重ねたとしても，はたして効果が現れるのだろうか，という思いがあった。

そのような状況の中，ほかのタイプの子どもに効果がみられたスタビライザーの利用をおそるおそる試みた。介助しながらの立位訓練を繰り返し，頸部，背腰部，下肢の筋力の向上がほんの少しではあるが（自然発達かもしれないが），みられた。

退園後は，外来で数年間同じ訓練指導を行い，少しずつではあるが変化があった。寝返りの動作獲得はできなかったが，坐位が数秒間できるようになったり，介助立位をさせたときに，支持性が強くなったというような成果がみられた。

7 養護学校での指導

1990年代に入り，京都にある聖マリア養護学校に呼ばれてLS-CC法の指導を行った。熱心な教師たちに恵まれ，年に3〜4回，3年間続けた。その間，詳細な指導記

録とビデオテープでの確認を行い，教師が指導法を習得したため，その後は教師たちに任せた。2年が経った頃に送られてきたビデオテープには，学校の校庭を松葉杖で歩いている14〜15人の子どもたちの映像があった。ニッコリ微笑んでいる子ども，誇らしげな顔をしている子ども，そこには懸命に歩いている子どもたちの姿があり，目を見張る思いであった。

　松葉杖訓練の介助は，一見難しいように見えるが，要は，杖・足の四点にかかる体重を移しながら，杖・足をスムーズに出させればよいのである。子どもたちにとっては，初めて使う松葉杖であり，身体で覚えさせることは，実際には非常に難しい。それを獲得させる技術が介助者に必要とされる。当初，われわれ訓練士がその課題を解決するのに2〜3年かかった。養護学校の教師たちには，その合理性とテクニックをやさしく説明することに努めた。その結果が，前述した内容である。すなわち，理学療法分野に従事しない他職種であっても，適切な知識と熱意があれば，松葉杖訓練の実施は可能であり，運動機能を上げられるということを明らかにできた。

　実際，訓練効果を上げようと思えば，医療機関や肢体不自由児施設における週1回の訓練ではなかなかおぼつかない。学校の教員や保護者が松葉杖訓練の介助方法を覚え，毎日通う学校や家庭での訓練量を確保することが現実的である。

おわりに

　施設開園から20数年が経った頃，幼かった子どもたちも養護学校高等部を卒業し，身体も大きくなり体重も増えた。成人に達したかつての子どもたちが，外来訓練を受けるために再び通院するようになった。日常，介護する家族，特に重度の障害をかかえる子どもの母親たちからは，「立たせたとき，せめて，もっとしっかり立ってくれればいいのだけれど…」「入浴の介助がもう少し楽にできればいいのだけれど…」という切実な言葉が多く聞かれた。

　訓練の目標として，日頃われわれは，「自力量を少しでも多く，介助量を少しでも軽く」という抽象的な概念をもっていたが，保護者のこれらの言葉は，われわれにとって重くのしかかった。

　「ビフォー，アフター」という言葉を耳にすることがあるが，その言葉を借りるならば，筆者の実践は，LS-CC法以前，LS-CC法以後という表現になるであろうか。ある程度の能力の子どもたちに対して，その目標の設定や訓練内容が明確になった。そして，その成果も一人ひとりのケースをふまえ，客観的に評価することができた。

　ふとしたきっかけで，A君は松葉杖での歩行訓練を始め，A君が次第に習熟し，独歩を開始したことに着目・重視した。その後，ほかの多くの子どもたちに追試し，ケースを一つずつ積み重ねていったのが，このLS-CC法の特徴といえる。すなわち，この方法は，最初に理論があったのではなく，LS，CC，松葉杖を用いた訓練の成果を上げた子どもたちが教えてくれたものであるといえよう。

| JCOPY | 〈(社)出版者著作権管理機構 委託出版物〉 |

本書の無断複写は著作権法上での例外を除き禁じられています。
複写される場合は，そのつど事前に，下記の許諾を得てください。
(社)出版者著作権管理機構
TEL. 03-3513-6969　FAX. 03-3513-6979　e-mail：info@jcopy.or.jp

立つ・歩くことを考えた
脳性まひ児のリハビリテーション
運動機能獲得へのアプローチ

定価（本体価格 2,700 円＋税）

2017 年 11 月 1 日　第 1 版第 1 刷発行

編　著	坂根清三郎，湯澤廣美，山本智子
発行者	佐藤　枢
発行所	株式会社　へるす出版
	〒164-0001　東京都中野区中野 2-2-3
	☎(03) 3384-8035〈販売〉
	(03) 3384-8155〈編集〉
	振替 00180-7-175971
	http://www.herusu-shuppan.co.jp
印刷所	三報社印刷株式会社

© 2017 Printed in Japan　　　　　　　　　　　　　　〈検印省略〉
落丁本，乱丁本はお取り替えいたします。
ISBN 978-4-89269-935-1